나이 들어도 관절은 늙지 않는 운동법

더 건강한
몸과 마음 01

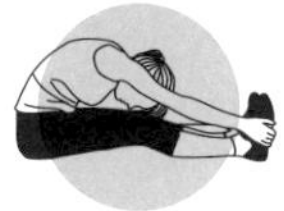
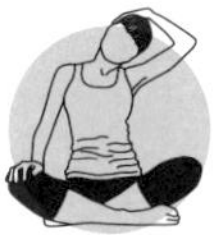
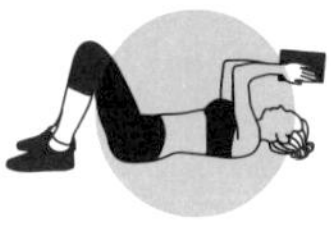

나이 들어도 관절은 늙지 않는 운동법

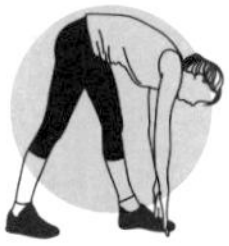
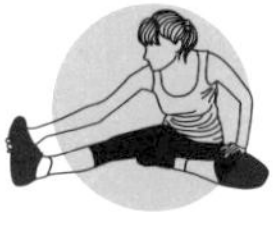
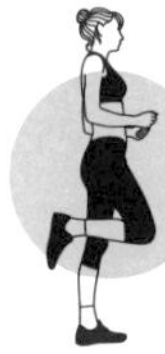
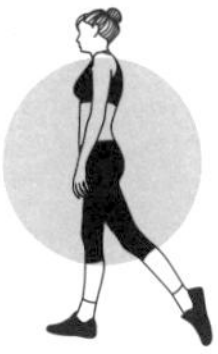
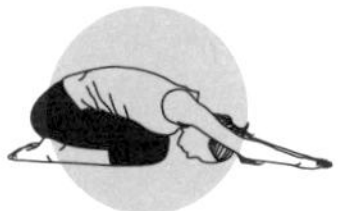
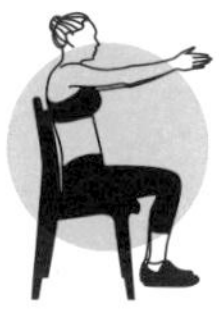
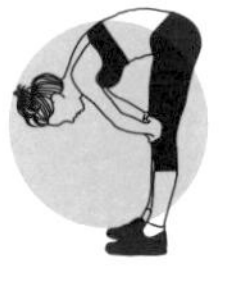

나는 평생 꼿꼿하게 걷고 싶다

케이티 보먼, 존 버지니아 앨런, 셸라 윌거스, 조이스 페이버, 로라 우즈 지음
신현정 옮김 | 은상수 감수

갈매나무

차례

2부 나이가 들어도 관절이 늙지 않는 운동법

3부 수건 한 장으로 시작하는 기적의 스트레칭

나이 들었다고, 관절이 조금 아프다고 벌써 체념하고 있지는 않은가

이 책은 활기차게 나이 들기에 대해 이야기합니다. 수동적인 노화가 아닌 나이가 들어도 충분히 활동적인 삶을 즐길 수 있음을 독자분들께 전달하고자 합니다. 고령환자 재활의 방향성을 제시하고 있는 이 책은 제가 정형외과 의사로 일하면서 고령환자 재활치료의 어려움을 느끼고 있을 때 새로운 자극을 주었습니다. 환자의 나이가 많다는 이유로 보호자들과 마찬가지로 환자의 가능성을 제한했던 저를 돌아보게 되었습니다.

고령화 사회에서 실버 세대에게 운동의 중요성은 점차 커지고 있습니다. 우리보다 먼저 초고령화 사회에 진입한 일본에서는 노인 헬스장 체인이 있다고 합니다. 공공 시스템, 사회적 지원 등이 우리나라에서도 활성화되어야 하지만 우선은 개인적인 운동, 건강한 삶을 영위하는 습관을 가지는 것이 중요합니다.

바빠서 운동할 시간이 부족하다면 일상생활에서 운동 빈도를 높이는 방법을 찾아야 합니다. TV 볼 때, 요리할 때, 심지어 화장실에 앉아 있을 때도 할 수 있는 운동이 있습니다. 저 또한 이 책을 읽을 때 앉지 않고 서서 제 몸을 움직였습니다. 운동선수들은 경기 시작 전 스트레칭을 하고 경기를 마친 후에도 다음을 위해 가벼운 운동을 하며 근육을 풀어줍니다. 이처럼 운동을 어렵게 생각하지 말고, 우리 생활의 일부가 되게 해야 합니다.

이 책을 고령자뿐 아니라 건강한 노후를 꿈꾸는 40~50대에게도 추천하고 싶습니다. 이 책은 일상생활의 불편함이 나이 때문이 아니라 잘못된 습관의 결과물이라고 말합니다. 긍정적인 생각만으로도 운동 능력이 향상될 수 있다는 것은 참 흥미롭습니다. 스스로를 돌아보세요. 나이가 들었다고, 관절이 조금 아프다고 내 자신의 한계를 스스로 만들고 있지는 않은지요. 포기하면 더 이상의 발전은 없습니다. 일어나서 몸을 움직이세요. 그리고 더 나은 삶을 즐겨보세요.

은상수

정형외과 전문의, 의학 박사
대한민국 테니스 국가대표팀 주치의
청담 우리들병원 학술부원장
《정형외과 운동법》 저자

워밍업

더 젊어 보이고
더 젊게 움직일 수 있다!

어린 시절, 어머니는 내가 항상 어려운 길을 고집한다고 말씀하셨다. 나는 타인의 지혜에 의존하기보다는 스스로의 경험에서 배워야 하는 사람이었다. 다행히 나이가 들어가며 여러모로 이런 고집에서 벗어나게 되었다. 이제 나는 나의 길을 먼저 경험한 사람들이 가진 직관과 통찰을 중요하게 생각한다. 나보다 훨씬 오래 살아온 사람들이 나에게 가르쳐준 것은 내가 스스로의 몸을 잘 챙겨야 한다는 사실이다. 그렇지 않으면 어느 순간, 원하는 대로 내 몸을 움직일 수 없어질 테니까. 내가 내 몸을 사용한 경력은 41년에 불과하다. 하지만 나는 지난 22년 동안 1000명이 넘는 사람들의 몸을 일대일로 관리하는 의미 있는 경험을 했다. 대부분은 나보다 훨씬 나이가 많은 사람들이었다.

교정 운동 때문에 나를 찾아오는 60~70대들은 하나같이 "20대 때 이런 방법들을 알았더라면 좋았을 텐데."라고 말한다. 나는 이들 덕분에 미래의 신체 기능에 대한 중요성을 깨달았고, 이 책을 쓰기로 결심했다. 나는 사람들에게 신체를 움직이는 새로운 방법을 가르치며 오랫동안 많은 사람들과 함께 일하는 행운을 누렸다. 현재 그들이 과거에 어떤 취미생활을 즐겼는지, 어떻게 부상을 당했는지, 또 지금은 어떤 삶을 살고 있는지에 관한 많은 정보를 갖고 있다. 내가 주로 관리한 사람들은 유명 운동선수, 어린아이들, 임산부, 산후조리 중인 여성들, 그리고 유방암 환자들이었다. 심혈관 질환, 허리 통증, 골반저 질환, 그리고 발 통증으로 고통받는 사람들을 위한 운동 코스도 진행했다. 이를 통해 수천 명의 사람들의 과거 활동, 질병 기록 등에 대한 정보를 수집했고, 70대와 80대의 평균적인 과거 신체활동 역사를 잘 이해하게 되었다.

'늙었다'라는 말이 당신을 나이 들게 만들었다

이 책에는 변호사, 댄스 운동 치료사이자 간호사, 교사이자 사회 복지사, 그리고 여행을 좋아하는 멋진 그래픽 아티스트(이 책의 대부분의 그래픽 작업을 함)까지 여성 네 명의 이야기가 담겨 있다. 이 여성들은 60대 후반과 70대 초반에 나와 함께 운동하기 시작했으며, 10년 전 오픈한 운동시설에서 대규모 수업에 참여했던 수강생들이었다. 이 네 명은 수업에 꾸준히 참여해 월요일부터 금요일까지 하루 두 시간씩 수년간 운동하면서 마침내 운동 코치가 되기 위한 과정을 수료했다. 이제 70대 중반에서 후반(이 책이 출판될 때 80세가 된 1명을 포함하여)인 그녀들은 대다수의 비슷한 연령대의 사람들과는 달리 양로원에 가지 않았다. 심지어 몇 년 전에 비해 더 젊어 보이기까지 한다. 움직임도 더 젊어졌다. 나는 사람들에게 항상 적절한 운동과 규칙적인 훈련으로 더 젊어 보이고, 더 젊게 움직이며, 더 젊게 느낄 수 있다고 말한다. 하지만 이제 41세밖에 안 된 내가, 60대나 70대에 시작하는 것이 너무 늦지 않았으며 엄청난 개선이 가능한 나이라고 말한다면 어느 누가 믿어줄까?

그래서 나는 '골드너(goldener)'인 존, 로라, 조이스, 셀라에게 어떻게 시계를 되돌릴 수 있는지 물어봤다. 당신은 이 책에서 적극적이고 에너지 넘치는 70대 여성 네 명의 이야기를 듣게 될 것이다.

그런데 골드너가 뭘까? 그들은 책 제목에 '노인'이라는 단어가 포함되기를 원하지 않았고, 인생의 황금기에서 느끼는 것들을 아름답게 설명해주는 새로운 단어로서 '골드너'라는 명칭을 제안했다. 나는 그들의 사려 깊은 단어

선택에 전적으로 동의하며 실제 과학적으로도 인체에 긍정적인 영향을 미치지 않을까 생각했다. 언어도 운동처럼 건강을 개선시키는 강력한 힘을 지니고 있으니 말이다.

혹시 한 손에는 지팡이를 들고 다른 한 손은 뒷짐을 진 채 달팽이처럼 걷는 노인으로 분장해본 적이 있는가? 생물학적인 존재로서 우리의 행동 패턴은 우리가 보는 것에 따라 형성된다. 즉, 주변에서 접하는 부모님이나 동료들의 행동방식을 보고 따라 하게 되는 것이다. 심지어 TV에서 묘사되는 문화적 규범이 우리의 현실에 반영되기도 한다. 문제는 다른 사람들의 행동방식과 '60대 이상'의 행동에 대한 선입견이 나이 들고 있는 우리의 움직임에 어떤 영향을 미치느냐는 것이다.

연구자들은 긍정적이거나 부정적인 고정 관념의 강화가 미치는 영향을 측정하기 위해 설계된 실험에서 균형 단계의 보행 속도와 시간이 30분의 개입만으로 증가한다는 사실을 발견했다(Hausdorff, Levy and Wei, 1999). 연구원들이 마법을 부린 것일까? 아니다. 30분간 비디오 게임을 하는 동안 잠재의식에 영향을 주는 용어를 화면에 띄웠을 뿐이다. 한 그룹에게는 '노쇠한', '의존적인', '병에 걸린'이라는 단어를 보여주고, 또 다른 그룹에게는 '지혜로운', '기민한', '뛰어난'이라는 단어를 보여주었다. 물리적인 개입이 전혀 없는 상태에서 긍정적인 단어를 본 그룹은 몇 주에서 몇 달 후에 걸음걸이와 보행 속도가 향상되었다. 여기서 중요한 것은 언어는 행동에 엄청난 영향을 끼칠 수 있으니 자신과 주변 사람들에 대해 긍정적인 말을 하라는 것이다.

나이보다 습관이 중요하다

이 책을 읽고 실천하려는 사람들에게, 당신이 현재 움직이는 (혹은 움직이지 않는) 방식은 생리적인 요인 이외에 다른 요인의 영향을 받을 수도 있다는 말을 전하고 싶다. 연구에서 파생된 많은 주제들 가운데 인간 경험의 규범을 설명하는 연구가 있다. 이 연구에서 나이를 변수로 두는 것은 문제가 될 수 있다. 보통 습관이 굳어진 기간과 나이는 비례하므로 별도로 구분하기가 어렵기 때문이다.

'고령자는 무지외반증에 걸리기 더 쉽다.'와 '너무 꽉 끼는 신발을 오래 신은 고령자는 무지외반증에 걸리기 더 쉽다.'라는 문장은 차이가 있다. 연령은 객관적이고, 시간에 따른 행동의 변화에 비해 정량화하기 쉽기 때문에 일반적으로 연구 변수로 설정된다.

나이를 알려주는 것은 쉽지만 신발을 몇 시간 동안 신고 있었는지를 정확히 알려주기는 어렵다. 그래서 우리는 일상에서도 연구 자료에서도 특정 연령이 되면 신체 기능이 저하되기 시작한다는 인식을 갖고 있다. 물론 나이가 들면 세포가 노화하는 것은 사실이다. 하지만 여기서 중요한 것은 불가피한

쇠퇴가 아니라, 이 자연적인 쇠퇴와 좋지 않은 습관으로 인한 기능 상실 사이에는 차이가 있다는 점이다. 또 한 가지 고려해야 할 것은, 나이와 상관없이 운동을 적게 하는 생활을 하는 사람일수록 근력이 떨어지는 경향이 있다는 점이다.

예를 들어 2015년에 조사한 밀레니얼 세대(대략 1980년에서 2000년 사이에 태어난 사람들)의 악력을 1985년에 조사한 같은 연령대의 악력과 비교한 연구를 보면 현대인들의 악력은 예전보다 훨씬 약해졌다는 것을 알 수 있다(Fain and Weatherford, 2016). 요즘 아이들(내가 이런 말을 쓰는 날이 올 줄은 몰랐다)의 활동량은 내가 어렸을 적의 활동량보다 훨씬 적다. 조부모님의 말씀에 따르면 우리 세대의 활동량 역시 그분들의 어린 시절에 비하면 매우 적다고 한다. 기술 발전과 산업 혁명과 같은 인류의 역사를 고려하면 더더욱 각 세대마다 운동량이 감소한다고 할 수 있겠다.

사실 이건 좋은 소식이다. 시간이 지남에 따라 신체 근력이 감소하는 이유가 앉아서 보내는 시간의 증가 때문이라 볼 수 있기 때문이다. 우린 대부분 움직이는 시간이 많지 않고, 나이가 그렇게 많은 것도 아니니 개선의 가능성이 다분하다. 이 책은 우리가 더 많이 움직일 수 있는 길로 안내한다. 이 책은 "이봐, 이제 걷기 시작해야 해!"라고 강요하지 않는다. 대신 몸의 각 부분을 여기저기 세분화하여 움직이도록 도와줌으로써 밖으로 산책 나가고 싶은 마음이 절로 들게 만들 것이다. 이 책에는 간단한 자세 교정법, 습관을 개선하는 운동법, 신체를 서서히 단련시키는 운동법이 나와 있다. 아마 당신이 예전에 무심코 포기했던 그 방식일지도 모른다.

일상생활에서 움직임이 많아질수록 나이 때문이라 생각했던 불편함이 실은 장기간 굳어진 잘못된 습관의 결과물이라는 사실을 알게 될 것이다. 이 책은 내가 아는 가장 활동적인 골드너들이 참여하여 만들었는데, 예전에 그들은 모두 지금의 당신 같았다. 당신이 그들의 경험을 읽고 많은 것을 얻기를 바란다. 내가 그들과 함께 일하면서 얻은 것처럼.

›› **존(78세) : 움직이는 방법을 바꾸니 인생이 바뀌었다**

변호사로 평생 일해온 나는 71세가 되던 해에 골반탈출증, 만성변비, 그리고 발의 통증을 해결하고자 케이티를 찾았다. 그리고 전신 건강을 체크해보려고 한 바로 그날부터 나의 삶을 바꿀 운동을 시작했다. 이제 78세가 되었지만 3년 동안 꾸준히 운동을 한 덕에 만성변비가 완전히 사라졌다. 매일매일 걸었기 때문에 지금도 좋아하는 하이킹(5~15킬로미터)을 계속 즐길 수 있다. 발가락 신발이나 굽이 없는 가벼운 신발을 신고 산악지대의 목장, 가까운 해안의 모래사장, 그리고 국립공원 전체를 하이킹하고 있다(이제까지 32번의 하이킹 중 최근 6번은 79세가 된 해의 여름에 했다).

맨발로도 불편함 없이 걸을 수 있다. 때로는 숲속의 나무에 올라가 매달리기도 한다. 케이티의 지도가 없었다면 엄두도 못 냈을 일이다. 원래는 70세에 골반탈출증 수술을 받을 예정이었다. 하지만 아직까지 수술 없이 멀쩡하다.

몸의 균형은 현재 더할 나위 없이 좋다. 2년 전에는 강을 따라 2미터를 맨발로 걸었다. 상상조차 할 수 없는 일이었다. 그것도 77세의 나이에! 그뿐인가. 그 무렵 조이스(당시 78세)와 함께 등대를 보기 위해 워싱턴 던지니스 스핏(Dungeness Spit)의 모래사장을 17킬로미터가량 걸었다. 나이가 들수록 전반적인 신체 근력이 오히려 크게 향상되었다. 움직이는 방법을 바꾸자 인생이 바뀌었다. 지금 나는 운동 코치로 일하며 내가 배운 것을 다른 사람들과 나누고 있다.

› › **조이스(79세)** : 가장 효과적인 치료 방법은 수술이 아니라 운동이다

29년 전, 무릎에 큰 부상을 입었다. 20년 동안의 교사 생활을 마치고 사회복지학 석사를 받을 때쯤이었다. 집에서 제대로 된 준비 운동 없이 요가를 하다가 오른쪽 무릎의 반월상연골을 다쳤다. 과도한 공부, 장시간 앉아 있는 습관, 청력에 가해진 무리 때문에 벌어진 일이다. 한쪽 무릎의 찢어진 반월상연골로 인해 다른 무릎까지 과부하가 걸렸고 결국 손상되고 말았다. 한쪽이 약해지면 나머지 한쪽도 그 영향을 받게 마련이다. 수년간 나는 걷는 것을 자제하고 태극권, 부드러운 요가 스트레칭, 통증 완화제 섭취, 도수 치료 및 마사지 요법과 같은 다양한 치료 방법으로 통증과 불편함을 완화하려 노력했다.

합병증의 위험이 있고 지속적인 개선이 어렵기 때문에 수술만은 피하고 싶었지만 수술 이외에 다른 치료 방법이 없었다. 하지만 69세에 이 모든 것이 바뀌었다. 도수 치료를 하는 물리치료사는 다음 예약까지 뼈를 조정하기 위해 근육을 강화하는 법을 배워오지 않는다면 치료를 중단할 것이라고 으름장을 놓았다. 물리치료사를 잃고 싶지 않았던 나는 친구로부터 케이티의 운동 수업에 대한 이야기를 듣고 바로 그녀를 찾아갔다.

그리고 나는 생체역학적 관점에서 내 몸을 이해하기 시작했다. 부상, 통증, 염증은 우리 몸의 경고장이다. 결코 무시하거나 악화시켜선 안 되며, 증상들을 가이드로 삼아 치료를 시작해야 한다. 케이티는 우리의 건강이 나이보다는 신체를 어떻게 사용하느냐에 더 많은 영향을 받는다는 사실을 알려주었다. 79세가 되도록(이 책이 출판될 때면 아마도 80세가 되겠지만) 나는 한 번도 수술을 한 적이 없다. 통증이나 불편함 없이 걷고, 몸과 마음과 정신이 건강하게 살 수 있는 능력을 회복했다. 이게 다 전신 운동 덕분이다. 치유와 건강의 길로 가면서 나는 스스로 강하고 유능하다는 느낌을 갖게 되었다.

› › **로라(75세)** : 운동을 시작할 수 있다는 것은 운이 좋은 사람이라는 것

68세 때, 나는 양측 무릎 인공관절 수술 중 첫 번째 수술을 앞두고 있었다. 이전까지 나는 간호사이자 댄스 치료사로서 스스로 건강에 자신이 있었고, 내 몸에 칼을 대리라고는 생각해본 적이 없다. 그때 한 친구가 케이티의 운동 프로그램을 추천했다. 처음에는 확신이 없었지만 그래도 할 수 있는 모든 것을 다 해보자고 마음먹었다.

케이티의 프로그램은 완벽했다. 10대 때부터 하지불안 증후군을 앓아 왔고(하지불안 증후군이라는 이름이 있기도 전이다), 60년 동안 좌골 신경통 때문에 2주에 한 번꼴로 잠을 자지 못할 정도의 괴로운 상태였던 나는 2주간 운동을 한 후에 평소 불편했던 다리가 더 이상 아프지 않다는 것을 깨달았다. 유전적인 병이라고 생각했었기 때문에 더욱 놀랄 수밖에 없었다.

나는 무릎 수술을 취소했다. 그리고 굳어진 무릎을 부드럽게 스트레칭하는 운동을 더 자주 하기 시작했다. 75세가 된 지금도 어떤 지형에서든 10킬로미터 정도는 걸을 수 있다. 약속이나 볼일이 있으면 수술하지 않은 두 다리로 도심의 어느 곳이든 씩씩하게 걸어 다닌다. 무엇보다 뿌듯한 것은 시에라 산맥을 등반할 정도의 신체능력이 되었다는 것이다.

작년에 나는 아들, 손자들과 함께 일주일간 호수 여행을 했다. 몸무게의 5분의 1에 달하는 짐을 메고 아름답지만 때로는 울퉁불퉁하고 가파른 길을 걸었다. 매일 아침 가장 일찍 출발해도 다음 캠프에 제일 마지막으로 도착했다. 하지만 나는 그것만으로도 감사했고, 내 자신이 기특하고 자랑

스러웠다. 이 책에 나와 있는 원칙들을 일상에 적용시키면서 나에게만 해당된다고 생각했던 평생의 상태를 변화시키는 기회를 만들었다. 그러나 가장 큰 보상은 나이를 먹는 게 결코 나쁘지만은 않다는 것을 깨닫는 학생들을 보는 일이다. 내가 그랬던 것처럼 말이다. 나이가 든다는 것은 움직이고, 즐기고, 새로운 분야를 경험할 수 있는 기회이다.

〉〉 **셀라(78세)** : 운동이 주는 행복이 인내의 고통을 잊게 했다

컴퓨터 앞에 오래 앉아 있는 그래픽 디자이너 일을 그만두고 66세가 되던 해에 케이티의 수업을 듣기 시작했다. 평생 운동을 해왔지만 케이티가 진행하는 프로그램의 과학적인 이론과 논리에 깊은 인상을 받았다. 나는 운동을 하는 것에만 그치지 않고 더 큰 것에 도전해보기로 했다. 케이티가 운영하는 교사 트레이닝 프로그램을 시작하기로 결정한 것이다.

오랫동안 몸에 밴 습관을 한 번에 바꾸기란 쉽지 않다. 75세 생일 여행을 준비하던 날, 옷장 깊숙이 손을 집어넣고 이리저리 팔을 휘저으며 옷을 찾다가(케이티가 주의하라는 바로 그 동작으로) 갑자기 허리를 삐끗했다. 여행을 가고 싶은 마음에 임시방편으로 자가 치료를 하다가(악화시킬 수 있는 동작으로) 결국 가정의를 찾아가게 되었다. MRI 촬영 결과 허리 통증을 동반한 심각한 척추측만증이라는 진단을 받았다.

의사의 권고에 따라 5분에서 10분 사이의 짧은 산책을 제외하고는 모든 활동을 자제해야 했다. 그렇게 수개월을 조심한 후에야 이 책에 나와 있는 기본 운동법들을 시작할 수 있을 정도로 회복되었다. 78세가 된 지금, 나는 매일 5~6킬로미터 정도는 무리 없이 걸을 수 있다. 이 나이가 되면 회복하는 데에 오랜 시간이 걸린다. 맞다. 인내심을 발휘해야 한다. 지금은 이 책에 설명된 원리와 운동을 실천하면서 등이 서서히 좋아지고 있고, 예전처럼 활동적인 생활도 차츰 되찾아가고 있다. 몸을 잘 움직이면 부상을 막지는 못하더라도 회복을 앞당길 수 있다. 케이티의 수업은 매달리기나 척추 스트레칭처럼 나에게 유용한 운동법과 비틀기와 같이 각별히 주의가 필요한 움직임에 대한 정보를 제공해주었다.

Tip. 누가 이 책을 읽어야 할까?

이 책은 어떤 연령대의 독자에게도 도움이 된다. 사실 운동 프로그램은 연령별로 구분하기보다는 개인의 근력, 기술에 대한 숙련도를 기준으로 분류해야 한다. 이 책은 좀 더 역동적으로 움직이며 활기차게 생활하기를 원하지만 근력과 균형이 부족하다고 느끼는 사람들이 쉽게 활용할 수 있는 수준의 프로그램으로 구성되어 있다.

우리는 대부분의 시간을 앉아서 보냈다!

이 책은 모든 연령층을 위한 책이다. 활동성, 근력, 균형을 얻고 유지하는 것은 평생 실천해야 할 과제다. 어렸을 때 우리는 균형을 잡고 최대한 안정을 유지하면서 점점 오랫동안 발에 집중하며 일어서게 되었고, 마침내 자신감을 가지고 똑바로 걷는 법을 배웠다. 하지만 그 이후로 우리는 대부분의 시간을 앉아서 보냈다. 그로 인해 점점 쉬운 움직임조차 힘겨워하게 되었다.

우리는 케이티와의 연수를 통해 수많은 운동법들을 배웠는데, 이 책에도 나와 있는 이 운동법들은 수년간 무심하게 자리 잡은 잘못된 생활방식과 이로 인해 잃어버린 균형 및 움직임의 회복에 핵심적인 역할을 한다.

케이티가 이 책에서 더 많은 기술 정보와 지침을 제공하겠지만, 70대인 우리가 알려주고 싶은 가장 중요한 대목은 다음과 같다.

- 기본적인 교정법과 동작을 일상생활에 적용하라.
- 자신의 몸을 높이 평가하고 존중하라.

• 힘으로 밀어붙이지 말고 신중하게 주의를 기울여 운동에 임하라.
• 작은 변화만으로도 아주 큰 기능 향상을 가져온다는 사실을 기억하라.

근육의 역할은 관절을 안정시켜 전체 근골격계의 모든 기능을 가능하게 하는 것이다. 이 책의 운동법은 머리부터 발끝까지 틀어진 자세를 정렬하고 퇴화된 일상적 기능을 개선하기 위해 그동안 쓰이지 않은 근육들을 활성화하고 강화하도록 고안되었다. 운동을 시작할 때에는 다음과 같은 사항들을 염두에 둬야 한다.

안전이 제일이다. 어떤 운동 프로그램이든 시작하기 전에 항상 의사나 물리치료사에게 확인하는 것이 중요하다. 특히 고관절이나 무릎뿐만 아니라 신체 중 어느 곳이라도 수술을 통해 인공적으로 교체한 곳이 있다면 더욱 그렇다.

고통과 새로운 느낌을 구별하라. 운동 중에 통증이 느껴지면 다른 동작을 시도하거나 쉬었다가 며칠 후에 다시 시도해보자. 당신 몸의 주인은 바로 당신이다! 자신의 안전은 자신이 책임져야 한다.

경련에 대처할 수 있어야 한다. 근육을 기존과 다른 방법으로 늘이거나 사용할 때 경련이 발생할 수 있다. 운동 중에 근육 경련이 생기면 일단 운동을 중단하고, 다시 시작하기 전에 근육이 휴식을 취하도록 해야 한다.

통증도 생길 수 있다. 통증은 근육(및 관절, 뼈, 근막)을 새로운 방식으로 사용하거나 조직을 과도하게 사용한 결과로, 운동 후에 발생할 수 있다(너무 빠르게 하거나 너무 무리한 경우). 운동을 시작할 때는 자신의 몸을 조심스럽게 다뤄야 한다. 천천히 진행하고 동작에 집중하며 몸의 상태를 주의 깊게 관찰하자. 그리고 필요할 때마다 바로잡으면 된다.

안전을 위한 팁을 알아두자. 일어서서 운동을 할 때 안정성을 높이려면 탁자, 소파 등받이, 벽 또는 닫힌 문과 같이 안전한 표면을 잡거나 기대서서 넘어지는 상황을 미연에 방지하자. 어떠한 도움 없이 운동하는 것이 기본적인 목표지만 안전과 신중함이 무엇보다 우선되어야 한다.

추천 장비

- 무겁고 두꺼운 책 또는 요가 블록
- 등받이가 똑바르고 자리가 평평한 의자
- 돌돌 말은 수건 또는 반원형 폼롤러(아래 그림 참조)
- 테니스 공
- 전신 거울(유용하지만 필수는 아님)
- 매트

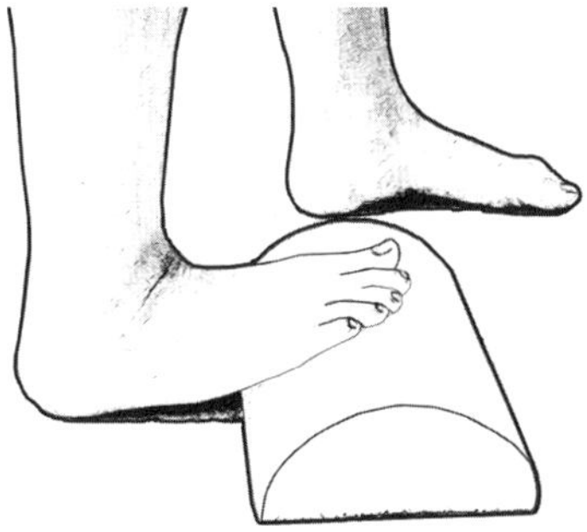

1부

당신의 발과 무릎은 안녕한가요

발의 균형이 전신의 균형이다

나는 발을 사랑한다. 발에 대해 《발 통증에서 벗어나는 간단한 비결 Simple Steps to Foot Pain Relief》과 《만성통증을 근본적으로 없애는 베어풋 건강법 Whole Body Barefoot》이라는 두 권의 책을 썼을 정도다. 당신도 발을 사랑해야 한다.

발은 알고 보면 놀라울 정도로 복잡하다. 각각 33개의 관절과 100개 이상의 근육, 힘줄, 인대로 이루어져 있고 우리가 일상적으로 수행하는 모든 활동의 초석이 된다. 따라서 제일 먼저 개선해야 할 신체 부위를 뽑는다면 우선 뻣뻣하고, 아프고, 움직임이 자유롭지 못한 발이다. 무릎이나 고관절 같은 다른 부분을 움직이기가 힘들다면 먼저 발부터 제대로 고쳐야 한다.

의자에서 일어나고, 공원을 산책하고, 자동차를 운전하는 등 몸을 움직여

무엇을 할 때에는 항상 기본적으로 발을 사용해야 한다. 하지만 우리는 잠재력을 가진 우리 발의 정교한 기능들까지 십분 활용하지는 못하고 있다.

우리는 발을 구성하는 많은 부분들을 신발 안에 사는 하나의 덩어리로만 생각한다. 아마도 당신은(내가 몇 년 전 그랬던 것처럼, 그리고 당신이 아는 거의 모든 사람들처럼) '좋은' 신발을 신고 인생의 대부분을 보냈을 것이다. 빳빳하거나, 바닥이 두껍거나, 높은 굽에 발가락을 뻗을 수 없을 만큼 앞볼이 좁은 신발들 말이다. 수십 년 동안 이런 신발을 신다 보면 발 근육이 '석고화' 된다. 여기에다 잘 걷지 않고 오래 앉아 있는 등의 좋지 않은 생활 습관이 더해지면 무지외반증, 족저근막염, 힘줄염, 골관절염, 신경병증과 같은 다양한 발 질환이 생길 수 있다.

발의 관절과 근육을 모두 움직이지 않으면 혈액 순환이 되지 않으면서 부상 회복 능력이 저하되는데, 이는 당뇨병 환자들에게 특히 치명적이다. 발을 많이 움직이지 않으면 발과 직접적인 관련이 없어 보이는 질환으로 이어지기도 한다. 무릎, 고관절, 허리, 목 통증은 모두 발의 건강 상태와 연결되어 있다. 아마도 당신은 특수한 신발이나 부목 또는 교정용 깔창을 처방받을 정도로 심한 통증을 경험한 적이 있을 것이다. 통증이 심해지면 심지어 걷기를 자제해야 할 수도 있다.

하지만 좋은 소식도 있다. 바로 나이가 들어서 발이 약해지고 굳은 게 아니라 오랫동안 발 근육을 사용하지 않았기 때문에 뻣뻣하고 약해졌을 확률이 훨씬 높다는 사실이다.

›› Case Study **존 :** 나는 다시 해변에서 맨발로 걸을 수 있다

나는 항상 맨발의 소녀였다. 그런데 40대가 되면서 단단한 나무, 타일, 콘크리트 바닥과 같이 단단한 표면을 걸을 때 발에 극심한 통증이 느껴졌다. 그 이후로는 해변 모래사장에서조차 발이 아파서 맨발로 걷기 힘들었다. 평생 하이힐은커녕 굽이 5센티미터가 넘는 신발을 신어본 적이 없었기 때문에 이런 증상은 예상치 못했다.

처음에는 출근용 신발과 테니스화에 맞는 교정 깔창을 처방받았다. 어떤 신발을 신든 깔창을 착용해야 했다. 하지만 뭘 신어도 굽에 대한 교정은 되지 않는 듯했다. 교정 깔창을 착용해도 몸무게가 발바닥 앞쪽으로 쏠려 불편했다. 점점 걷거나 서 있는 자세가 힘들게 느껴졌고, 급기야 나중에는 허리 통증까지 생겼다. 책상에 앉아 일을 할 때도 틈이 날 때마다 신발을 벗었다. 자꾸 앉아 있고만 싶었다.

은퇴하고 나서는 경보 선수처럼 빨리 걷는 시간을 늘렸다. 통증으로부터 발을 보호하는 에어 신발이나 기타 장치가 있는 신발에 100달러 이상의 돈을 지불해가면서 말이다. 그러나 하프마라톤 훈련은 교정 깔창 없이

는 불가능했다. 나는 더 이상 젊지 않다는 것을 인정하고, 평생 교정 깔창에 의지해 지내야 한다는 사실을 받아들일 수밖에 없었다. 나이가 들면서 신체 기능이 저하된다는 것은 우리 모두 잘 알고 있는 사실이지 않은가? (혹은 그렇다고 들어왔거나.)

첫 번째 교정 과정에서 케이티를 만났을 때, 그녀는 내 발 앞쪽으로 쏠려 있는 무게를 뒤꿈치로 옮기는 것이 중요하다고 설명했다. 거의 70년 동안 앞으로 휜 골반과 구부정한 무릎으로 발바닥 앞부분에 무게를 싣고 걸어온 나에게는 큰 도전이었다. 설거지나 음식 준비를 할 때 싱크대 쪽으로 계속 끌어당기는 자석이 뱃속에 있는 것만 같았다.

케이티는 더불어 굽 높이를 낮추라고 얘기하며 조심스럽게 플랫슈즈 착용을 제안했다. 나는 발과 몸의 무게를 발꿈치 쪽으로 싣는 데에 적응할 때까지 처음에는 잠깐씩 신는 것으로 시작해 점차 신는 시간을 늘려갔다. 하지만 플랫슈즈처럼 굽이 낮은 신발은 내 교정 깔창과 제대로 맞지 않았다.

케이티는 새 운동법과 발동작을 연습하면서 깔창을 사용하지 않고 플랫슈즈를 신어보라고 했다. 짐짓 걱정스러웠지만 통증이 너무 심하면 안 신으면 그만이라고 생각하고 그렇게 해보기로 했다.

그로부터 8년이 지난 지금까지 나는 단 한 번도 깔창을 사용한 적이 없다. 깔창 없는 세상은 가능했다. 나는 다시 해변에서 맨발로 걷게 되었고, 집 안의 타일 바닥에서도 잠시 동안이지만 맨발로 걸을 수 있다. 신발을 신을 때는 발가락 신발이나 맨발에 가까운 최소한의 신발을 신고, 두꺼운 패드 대신 발바닥 앞부분에 작고 부드러운 중족골 패드나 얇고 평평한 보호 패드를 사용한다.

이러한 교정 덕분에 이제 울퉁불퉁한 진창길 8킬로미터 정도는 일상적으로 걸을 수 있다. 가끔씩 인근 산과 국립공원에서 더 오랫동안 등반을 하기도 한다. 발의 상태가 나아진 정도에 그친 것이 아니라, 전에는 한 번도 해본 적 없는 일들을 지금 해내고 있다. 최소한의 신발이 전반적인 몸 상태를 개선시킨 것이다.

이 책에서 소개할 발 운동은 발의 상태나 기능을 강화하고 움직임을 향상시키도록 설계되었다는 점에서 기본이 되는 훈련이다. 또한 균형 잡기나 걷기와 같은 큰 움직임이나 기술도 발이 제대로 작동할 때 가능하다는 점에서 모든 움직임의 토대가 되는 운동이다.

우리는 건강에 대해 부분적으로 접근하는 경향이 있다. 발 운동은 발만, 골반 펴기는 골반만, 그리고 균형 운동은 균형만을 향상시키는 것이라고 생각한다. 얼핏 보면 맞는 말이지만, 발 운동은 골반과 몸의 균형에도 도움이 된다.

운동은 본질적으로 몸 전체에 영향을 미친다. 따라서 '난 발이 괜찮으니까 바로 균형 단계로 넘어갈래.'라고 생각한다면, 이 책에 소개된 각 운동은 신체의 모든 움직임에 직접적인 영향을 미친다는 사실을 꼭 기억하자. 발 운동부터 시작하면 매우 큰 효과를 볼 수 있는데, 앞서 말했듯이 모든 신체의 움직임은 발에서부터 시작하기 때문이다. 일례로 바로 다음에 나올 첫 번째 발 운동은 발을 움직이는 것이 아니라 골반을 움직이는 운동이다.

Tip. 움직이지 않는 것의 악순환

오랫동안 움직이지 않으면 우리 몸의 모든 부분의 활동이 적어지고 이러한 악순환은 생활에서 반복된다. 매일 학교에서 앉아 있으면 다리 근육과 무릎 관절이 약해지고 고관절에 무리가 갈 수 있다. 그러다 보니 아침마다 신발을 신는 것이 힘들어진다. 이것은 특정한 움직임이 어려워진다는 경고지만, 우리는 이를 무시하고 착용하기 쉬운 신발을 선택하기 시작한다.

허리와 무릎을 덜 사용하는 신발은 일반적으로 발만 슥 집어넣어 신으면 되는 슬립온 신발이다. 하지만 슬립온(Slip-on)은 슬립오프(Slip-off) 신발이기도

하다. 신고 다닐 때 발가락에 힘을 주고 발의 근육과 발목을 계속 긴장해야 벗겨지지 않고 착용이 가능하기 때문이다. 발에 힘이 들어가면 걷는 동안 넓게 안정적으로 바닥을 디딜 수 없어 위급할 때에 환경을 감지하고 신속하게 대응할 수 없다.

슬리퍼나 신기 편한 신발들은 당장 고관절이 굳어서 생기는 작은 문제, 예를 들면 구부리고 신발을 신는 어려움 등에 대한 임시방편이 될 수는 있지만 좀 더 근본적인 해결책은 고관절 질환을 야기하는 '뻣뻣한 발'과 '불균형'을 초래하지 않도록 고관절의 활동성을 개선하는 것이다(이를 해결하기 위한 운동은 129~130쪽 참조).

골반과 발뒤꿈치가 일자가 되게 하라

우리는 대부분 굽이 있는 신발을 신는다. 2센티미터든 8센티미터든 보통 굽이 있기 때문에, 내리막길을 걸을 때면 균형을 맞추기 위해 골반을 앞으로 쑤욱 내밀고 걷게 된다. 다음 그림처럼 고관절에서 발목까지가 일자가 되게 하자.

고관절에서 발목까지 일자가 되게 서기

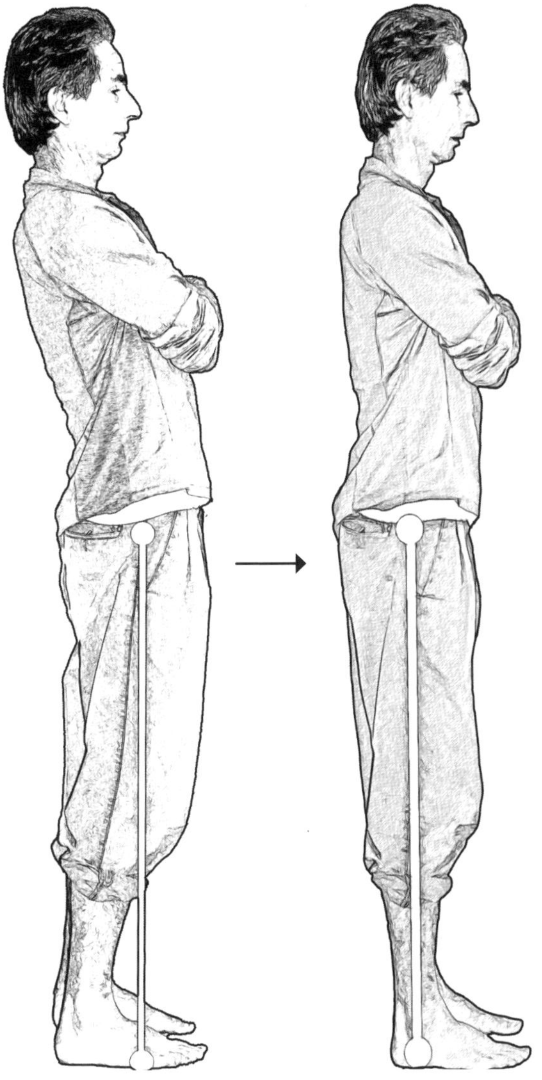

○ 발등 스트레칭으로 근육 풀어주기

발등 스트레칭은 발가락, 발, 발목의 근육을 한꺼번에 늘려서 너무 꽉 끼는 신발이나 자세 습관으로 뭉친 근육을 풀어주기 위한 것이다. 이 동작은 발가락, 발, 발목의 움직임을 개선시키는 데에 효과가 있다. 의자의 앞부분에 걸터앉아서 한 발은 바닥을 딛고, 다른 한 발은 뒤로 꺾어 발가락으로 지탱해보자. 뒤꿈치를 중앙에 두고 발목이 좌우의 어느 한쪽으로 기울지 않도록 주의한다. 발등을 바닥에 억지로 밀어 넣지 말고 가능한 선에서 발을 낮추면 된다.

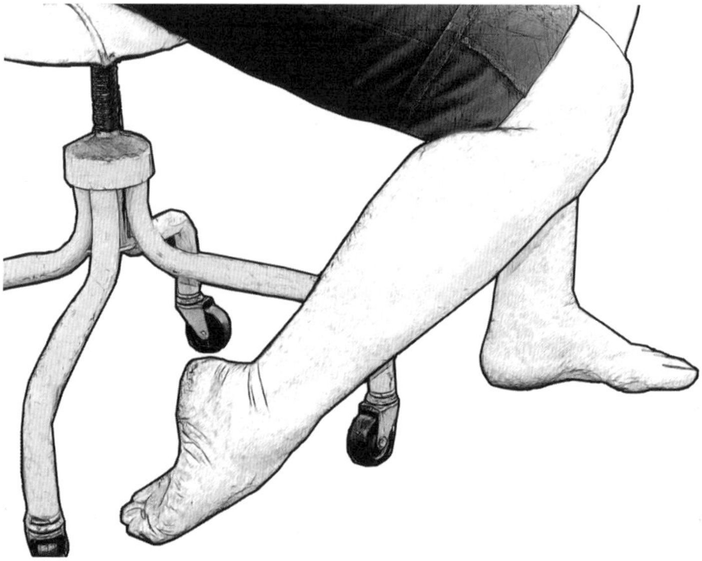

이 스트레칭 동작을 쉽게 할 수 있다면 이번에는 일어서서 같은 동작을 시도해보자. 벽이나 의자를 붙잡은 뒤 오른쪽 발을 뒤로 꺾고 발가락으로 바닥을 밀어낸다. 처음에는 발의 부하를 줄이기 위해 몸을 약간 앞으로 구부리거나 골반이 밖으로 틀어지기 쉽다. 이 점에 유의하여 가슴과 골반이 스트레칭을 하지 않는 다른 발과 일직선이 되게 하자. 스트레칭의 강도를 줄이려면 발 사이의 간격을 줄이거나 다시 의자에 앉아서 실시하면 된다.

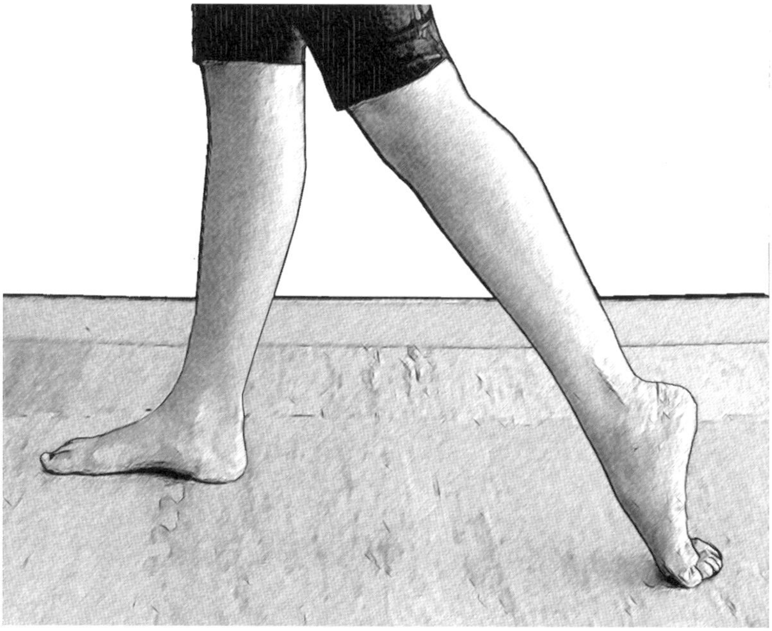

발바닥 스트레칭으로 관절 자극하기

언제부터인가 울퉁불퉁 험한 길을 걷는 것이 꺼려진다. 넘어지거나 신발이 더러워질까 봐 평평하고 고른 길을 선택하게 된다. 하지만 간과하지 말아야 할 것은 우리 발에는 33개의 관절이 있고 그 사이사이에 수많은 근육이 있는데 이들은 관절이 위치를 바꿀 때 사용된다는 사실이다.

팔 근육은 물건을 들었다 놓았다 하며 쉽게 움직일 수 있다. 팔꿈치 관절은 차례로 구부렸다 폈다 하면 된다. 그런데 발의 관절은 어떻게 구부릴까? 길을 가다 보면 울퉁불퉁 표면이 거친 길을 만날 때가 있다. 얼핏 보면 통행에 방해가 될 뿐이라고 생각하기 쉽다. 하지만 이 장애물들에게는 더 중요한 역할이 있다. 장애물들을 밟으며 걸을 때 발의 근육들도 운동을 하기 때문이다. 그렇다고 지금 당장 신발을 벗고 울퉁불퉁한 길을 걸으라는 것은 아니다. 대신에 테니스공이나 비슷한 크기의 공을 활용하여 낮은 강도로 안전하게 운동을 시작해보자.

Tip. 무릎 인공관절 수술을 했다면

관절치환술에는 여러 유형이 있으며 각 유형마다 주의해야 할 제한 사항이 있다. 어떤 운동은 다른 운동보다 관절에 더 큰 충격을 가할 수 있다. 이 책에서는 이러한 유의사항을 강조해놓았다. 이는 당신이 운동을 시작할 때 동작을 작게 하고, 천천히 움직이도록 알려줄 것이다. 인공관절 유형에 따른 주의사항을 조언해줄 수 있는 정형외과 의사나 물리치료사와 직접 운동법에 대해 논의하는 것도 권할 만하다. 예를 들어 44~45쪽 발가락 관절 운동을 할 때, 의자에 앉아 무릎 위로 다른 다리의 발목을 올려놓으면 특정 인공고관절에는 무리가 될 수 있다. 헬스 케어팀과의 상담을 기다리는 동안 47쪽에 설명된 발가락 스트레칭 도구를 사용하여 최소한으로 스트레칭하자. 어떤 운동이 자신에게 도움이 되는지 결정할 때까지 우선 이 부분의 유연성을 개선해줄 것이다. 인공관절 수술을 했다면 대체 운동을 할 수 있도록 별도로 표시된 내용을 유의하여 확인하길 바란다.

의자에 앉거나 일어서서 안전한 벽면이나 책장을 잡고 시작해보자. 공을 한쪽 발 아래에 두고 천천히 발에 체중을 가하면서 발을 앞뒤로, 또 양옆으로 움직여 발의 각 관절에 압력을 가하도록 한다.

발을 진공청소기를 돌려야 하는 마룻바닥이라 생각하자. 청소를 할 때 모서리만 하거나 가운데만 하는 경우는 없다. 바닥 전체를 청소해야 한다. 발도 마찬가지다. 한 번에 조금씩 왔다 갔다 하면서 빠지는 부분 없이 관절이 골고루 자극되도록 하자.

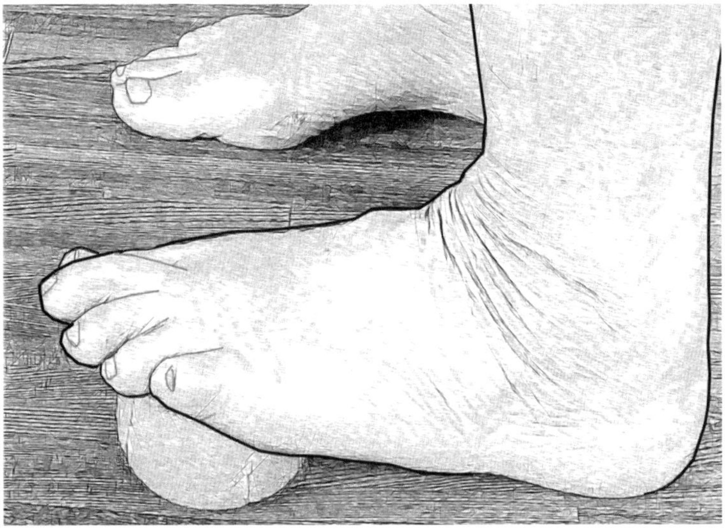

발바닥 전체를 공으로 자극하고, 필요에 따라 압력을 조절하도록 한다. 서서 하면 앉아서 할 때보다 공 위의 발에 체중을 더 많이 실을 수 있다. 고강도의 관절 운동이 가능한 것이다. 작고 딱딱한 공일수록 크고 부드러운 공보다 더 큰 압력을 가한다. 이 경우 더 많이 움직일 수 있다. 할 때마다 다양한 사이즈와 강도의 공을 사용하면 관절들을 각각 다른 방식으로 활성화할 수 있다.

Check Point 공을 포함한 모든 운동 장비들은 바구니 안에 보관하자.
실수로 공을 밟고 미끄러지는 것을 미연에 방지한다.

골드너가 알려주는 Tip. 당신의 발에 맞는 스트레칭을 찾아라

천천히 하자. 오랫동안 몸의 특정 부분을 사용하지 않았을 수 있다. 당신의 발에 맞는 스트레칭법을 찾아내자. "아파!"라는 소리가 나오는 곳을 무리하게 스트레칭해서는 안 된다. TV를 보면서 운동하지 말자. 항상 몸의 상태를 살피고 정신을 집중해야 나한테 적합한 운동인지, 바른 방법으로 하고 있는지 파악할 수 있다. 발이나 종아리 근육에 쥐가 나면 스트레칭을 중단했다가 괜찮아지면 다시 시작하자. 오랫동안 잘 사용하지 않던 근육을 잠에서 깨우는 것이므로 난관을 예상해야 한다. 이 과정에서 경련이나 통증이 일어나는 것은 정상적인 일이니 걱정하지 말자.

발의 지지면을 넓히기 위한 발가락 스트레칭

발의 지지면이 넓을수록 보다 균형 잡힌 자세를 취할 수 있다. 걷다 보면 종종 발장다리가 되는 이유가 여기에 있다. 장기적으로 발목에 안 좋을 수 있기는 하지만 그 순간만큼은 우리를 안전하게 해주기 때문이다. 몸에 비해 너무 비좁은 신발 안에서 발이 고생하고 있는 것은 아닌지 살펴보자.

수십 년간 너무 꽉 조이는 신발을 신다 보면 발볼이 좁아지고 발가락까지 오그라든다. 이것은 선천적인 문제가 아니다. 밸런스에 문제가 있다면 발을 한번 들여다보자. 당신의 발은 넓고 잘 움직이며 튼튼한가? 넓은 베이스를 만들려면 발 전체가 더 넓은 면적을 커버하도록 발가락을 쭉 펼 수 있어야 한다.

좁은 발이 시각적으로는 더 매력적일 수 있지만, 균형에 있어서는 치명적이다. A 지점에서 B 지점으로 안정감 있게 이동하기 위해서는 발의 모양과 기능이 매우 중요하다.

골드너가 전해주는 Tip. 발이 차가워서 걱정이라면

발가락 마사지로 발가락을 따뜻하게 만들어보자. 바닥이나 의자에 앉아서 한 쪽 발의 발가락을 전부 잡을 수 있는 자세를 취한다. 한쪽 발을 다른 쪽의 무릎 위에 올려놓는 자세도 좋다. 다만 무릎이나 고관절에 보철물이 있다면 주의해야 한다. 이 동작을 더 수월하게 해줄 운동법을 보려면 129~130쪽을 참조하자.

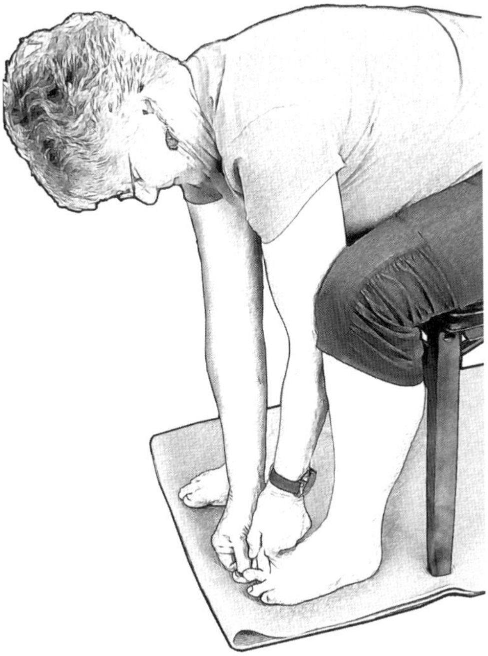

엄지발가락을 움켜쥐었다가 바깥쪽으로 빼낸다. 손을 사용하여 발가락을 시계 방향 또는 시계 반대 방향으로 크게 움직인다. 발가락마다 최대 30초간 해당 동작을 계속한 다음 다른 발로 바꿔 반복한다. 이렇게 발가락의 순환이 좋아질수록 발은 우리가 운동할 때 더 튼튼한 받침대가 되어준다.

정기적으로 이러한 발가락 운동을 수행할 시간과 장소를 정하라. "발가락 운동!"이라고 적힌 메모를 욕실 거울, 부엌 싱크대, 책상 앞에 붙여놓으면 도움이 된다. 메모를 보자마자 바로 운동을 시작할 수 있는 장소에 게시하여 수시로 상기시키자.

발가락 사이사이 늘리기

발의 기능을 얼마나 빨리 향상시킬 수 있는지 알아보는 자가진단법이 있다. 손가락의 간격을 얼마나 넓힐 수 있는지 알고 있는가? 그렇다면 마찬가지로 발가락으로도 할 수 있어야 한다. 현재 능력을 확인하려면 똑바로 서서 발가락을 서로 멀리 떨어뜨려 펼 수 있는지 시도해보자. 잘 안 되는가? 당신이 발에 "펼쳐!"라고 신호를 보내더라도 명령을 실행하기에는 조직이 너무 딱딱한 것이다. 손을 사용해서 뻣뻣한 발끝의 확장 근육이 명령을 실행하도록 하자.

먼저, 앉아서 왼쪽 무릎 위로 오른쪽 발목을 올리고 왼손으로 오른발을 잡는다. 오른발의 발가락 사이에 왼손의 손가락을 넣고 적어도 1분 동안 그 상태를 유지해보자.

Check Point 관절 보철물이 걱정되거나 이 동작을 하기에 고관절이 너무 굳어 있다면 47쪽에 있는 팁을 참조하자.

원하는 대로 스트레칭 강도를 조절할 수도 있다. 손가락과 발가락이 교차되도록 손가락을 발가락 사이로 더욱 깊이 밀어 넣어라. 부드럽게 손가락을 펴서 밀착시키면 더 깊숙이 발가락과 깍지가 끼어지면서 발가락 사이가 벌어진다.

물론 좀 더 약하게 하려면 그 반대로 하면 된다. 최대 1~2분간 유지하다가 다른 쪽 발로 바꾼다. 발가락이 더 쉽게 펴질 때까지 자주 반복한다. 적어도 하루에 세 번 이상 반복하는 것이 좋다.

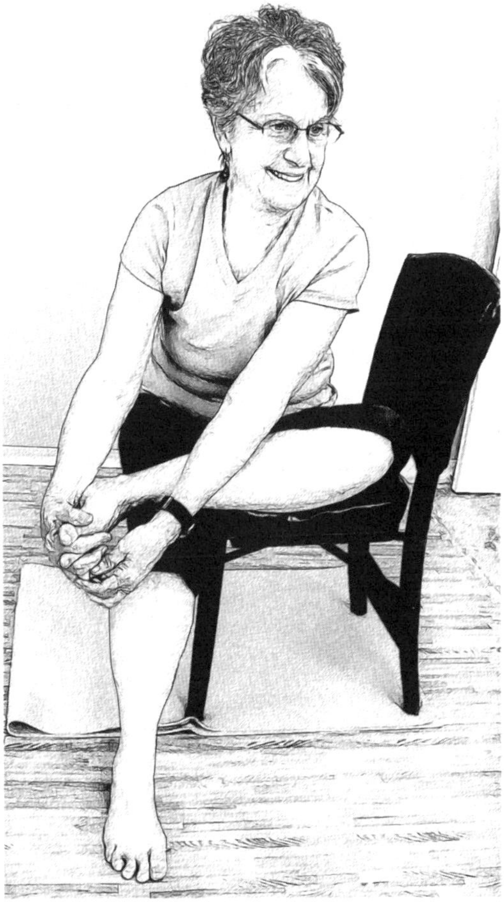

손으로 발가락을 펴는 데 성공했다면, 이번엔 일어서서 손을 사용하지 않고 해보자. 체중이 발뒤꿈치에 실리도록 하자. 이때 체중이 앞으로 실리면 발가락을 펴기 어렵다. 발가락을 지면에 유지하면서 발가락 사이사이에 공간을 만들어보자. 어떤가? 발가락 확장 근육이 보다 탄력적으로 변하지 않았는가?

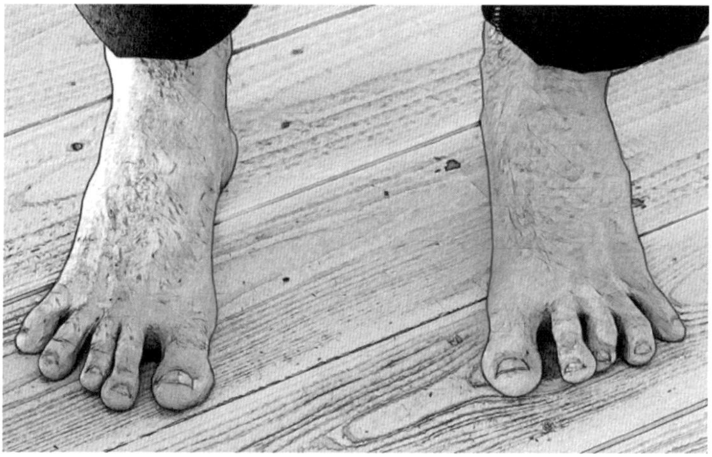

발가락을 평소에 전혀 벌리지 않는다면 아예 펴는 능력을 상실하고 만다. 다행인 것은 손을 사용하든 사용하지 않든 간에 발가락을 펴는 연습을 많이 하면 할수록 발가락들은 당신이 보내는 신호에 더 잘 반응할 수 있다는 것이다. 신발을 신고 있거나 벗고 있거나 하루 종일 이 운동을 반복해보자. 만약 신발을 신고 있는 동안에는 이 운동을 할 수 없다면 신발이 너무 좁은 것이다.

Tip. 발가락 스트레칭 장치

당신의 발가락은 오랫동안 짓눌려 혹사당했다. 하루에 몇 번씩 스트레칭을 계속하더라도, 발가락 양말이나 아래 그림처럼 신발 속에도 착용 가능한 발가락 분리 기구를 병행하여 사용하면 더욱 도움이 된다. 발가락을 펴는 자세를 취하면 안 되는, 고관절이나 무릎에 보철이 있는 사람도 발가락 스트레칭 장치를 활용할 수 있다.

처음에는 발가락 사이에 약간의 간격을 두는 것에 익숙해질 정도로 잠깐씩만 사용하자. 조금 시간이 지나면 더 적응되어 하루 종일 착용할 수 있게 될 것이다.

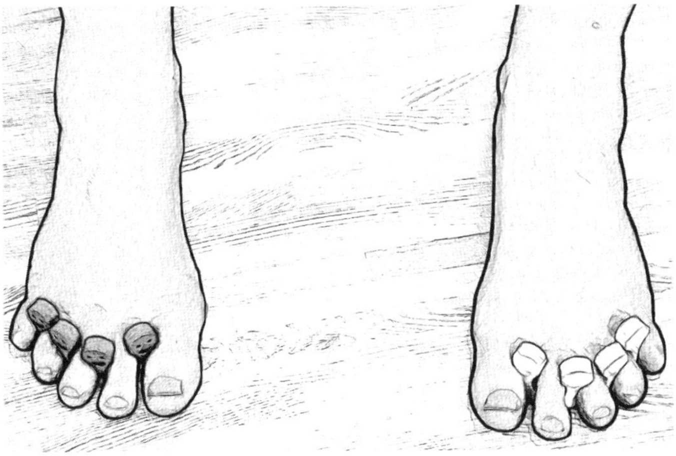

발가락 들어 올리기

발가락을 한 번에 하나씩 들어 올릴 수 있어야 발을 더 잘 컨트롤할 수 있는 것이다. 발가락 근육을 개별적으로 사용하는 능력을 테스트하려면 먼저 다른 발가락 여덟 개를 바닥에 고정시키고 양발의 엄지발가락을 들어 올려보자. 그리고 왼쪽 엄지발가락과 오른쪽 엄지발가락을 교대로 들어 올린다. 엄지발가락이 새끼발가락 쪽으로 기울어지지 않게 똑바로 들어 올리도록 하자. 이 동작이 익숙해지면 두 번째 발가락을 들고 똑같은 과정을 반복한다. 이때 발바닥은 항상 바닥에 닿아 있어야 한다.

세 번째, 네 번째, 다섯 번째 발가락도 마찬가지로 반복한다. 모든 발가락을 들어 올렸다가 하나씩 차례로 내려놓는다. 다시 한번 시도해보자. 이번에는 한 번에 한 발씩 교대로 한다. 한 발가락만 들어 올리는 게 잘 되지 않는다 하더라도 실망할 필요는 없다. 발가락을 펴고 들어 올리는 운동을 계속하고 신발을 신중하게 선택해 신다 보면 결국 발가락은 당신의 말을 듣게 될 것이다. 이 과정을 다 거친 후에는 발등 스트레칭으로 발가락을 풀어준다.

Tip. 맨발로 잘 다닐 수 있는 바닥

두꺼운 밑창이 필요한 이유는 대부분의 사람들이 발로 물건을 감지할 수 있

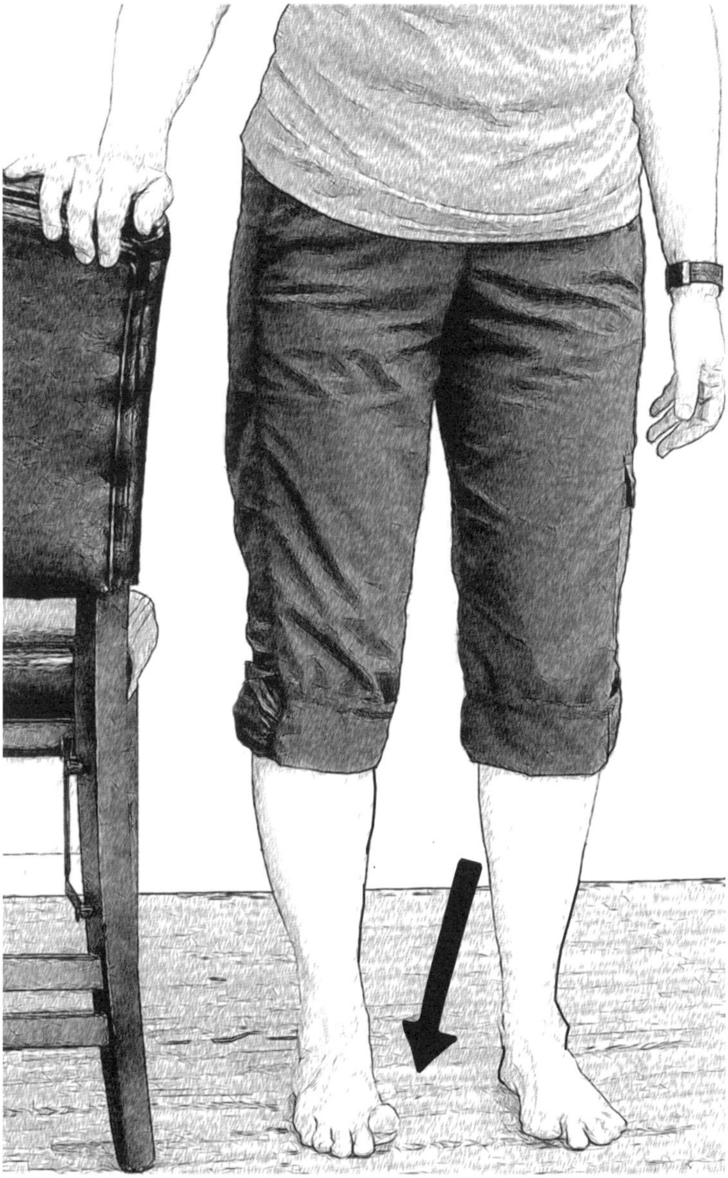

는 능력을 잃어버려서 의도치 않게 뾰족한 물건을 밟을 수 있기 때문이다. 발의 감각을 되찾기 위해서는 맨발로 다녀 발을 건강하게 만들어야 하는데 이러다 보면 발이 위험에 노출될 수 있다. 해결책은 맨발로 잘 다닐 만한 바닥 공간을 만드는 것이다.

- 핀, 바늘 등 날카로운 물건을 밟지 않도록 진공청소기로 해당하는 부분을 깨끗이 청소하자.
- 안전을 위해서, 청소한 바닥 위에 두꺼운 수건 또는 요가 매트를 깔자.
- 발이 매우 민감한 경우, 카펫 위에 매트를 올려놓거나 담요 또는 수건을 겹쳐서 두 겹으로 깐다.
- 맨발로 바닥을 디딜 때마다 밟으면 안 되는 물건이 있는지 재차 확인하자.

신발을 잘 골라야 한다

이전 책인 《발 통증에서 벗어나는 간단한 비결》에서는 신발과 발, 그리고 발의 통증에 관한 모든 것을 다루었다. 발 건강과 신발은 복합적인 상관관계를 가지고 있기 때문이다. 그러나 여기서는 신발에 대해 고려해야 할 몇 가지 사항만 간단히 소개하도록 하겠다.

앞서 언급했듯이, 신발은 주물처럼 발의 형태를 만드는 일종의 틀이다. 발과 몸 전체에 더 많은 움직임을 제공하는 신발이 있다. 오랫동안 현재의 신발에 적응된 상태에서 몸에 잘 맞는 신발로 바꾸고 싶다면 발 건강을 위해 천천히 전환해야 한다. 다음은 신발을 선택할 때 고려해야 할 요소들이다.

앞볼이 넓은 신발

앞볼은 신발에서 발의 앞부분을 감싸는 부분으로, 기존 신발들은 대부분 매우 좁다. 발에 비해 이 부분이 얼마나 좁은지 확인하려면 종이에 신발의 윤곽을 그린 후 맨발을 올려놓고 그 위에 다시 윤곽을 그려보면 된다. 발의 윤곽이 신발의 윤곽선을 넘어선다면 신발을 신을 때마다 발을 구겨 넣고 있다는 증거다. 신발 안에서 발가락을 넓게 벌릴 수 있어야 한다. 발가락을 자유롭게 벌릴 수 있을 만큼 넓은 신발을 선택하자.

낮은 굽

뾰족구두든 런닝화든 신사화든 상관없이 신발의 굽은 몸의 정렬을 변형시킨다. 앞서 발가락이 아닌 발뒤꿈치 쪽으로 체중을 유지해야 하는 이유를 설명했다. 하지만 힐이 있는 신발은 지속적으로 체중이 앞으로 쏠리기 때문에 체중을 뒤에 실을 수 없다. 굽이 낮은 신발에 적응하려면 1년, 혹은 2년이 걸릴 수도 있다. 책에 나와 있는 운동을 시작하자. 운동량을 점차 늘리면서 굽이 낮은 신발을 신고 있는 시간도 조금씩 늘려간다. 결국 완전히 납작하고 평평한 신발에 익숙해지면, 발의 근육도 몸을 지탱할 수 있도록 강해질 것이다.

부드럽고 유연한 밑창

발의 뼈, 관절, 근육이 건강하려면 움직임이 자유로워야 한다. 그런데 대부분의 신발은 그 안에서 발 모양을 바꾸기에는 너무 뻣뻣하다. 최대한 부드러운 신발을 찾자. 신발이 얼마나 잘 움직이는지 보려면 비틀어보고 구부려보면 된다. 신발이 유연할수록 그 안에 있는 발도 더 많이 움직일 수 있다.

아래부터 위까지 연결된 신발

쉽게 신고 벗을 수 있는 클록스clogs, 뮬mule, 슬립온slip-on 같은 신발이 더 안전한 선택지처럼 보일 수 있다. 신발을 묶기 위해 몸을 앞으로 숙일 필요도, 균형을 유지해야 할 필요도 없기 때문이다. 그러나 이런 신발을 신으면 벗겨지지 않게 하기 위해 발가락에 힘이 들어가 발가락과 발목의 근육이 딱딱하게 수축된다. 신발의 윗부분과 아랫부분이 안전하게 연결되어서 착용하는 동안 몸에 힘이 들어가지 않는 신발을 선택하자.

앞코가 올라간 디자인은 금물

토 스프링은 신발의 앞코가 올라간 디자인 형태다. 운동화를 비롯해 어떤 신발들은 발가락을 위쪽으로 계속 밀어내는 토 스프링 형태를 띠고 있다. 발가락을 자연스럽게 내려놓을 수 있는 신발을 찾자.

› › Case Study **조이스 :** 평생 오그라든 발이 넓어지고 있다

이전과는 다른 방식으로 몸을 움직이기 시작한 후, 발과 무릎에 가장 큰 변화가 찾아왔다. 평생 오그라들어 숨도 못 쉬던 발이 넓어지고 발가락도 펴지고 있다. 발등이 평평하게 넓어졌으며, 두 발의 무지외반증이 완화되었다. 발가락 마디마다 툭툭 박힌 굳은살이 서서히 매끈해지고 있다. 발가락을 하나씩 들어 올렸다 내렸다 하는 것도 이제 가능하다.

20년 전 부상으로 내 무릎은 윤활유 역할을 하는 관절액이 대부분 손실되었다. 그 당시 나는 한두 블록도 걷기가 힘들었다. 어떤 때는 아예 꼼짝을 할 수 없을 정도였다. 지난 9년 동안 나는 발과 무릎, 고관절의 운동성과 근력을 충분히 회복하여 이제 3~4킬로미터 정도는 날마다 걸어 다닐 수 있다. 자유롭게 걸어 다니고 아파트 계단을 가뿐히 오르내리고, 일주일에 두세 번은 친구들과 함께 언덕이나 산이나 해변으로 하이킹을 간다. 건강하게 살아 있다는 것, 80년을 젊게 걸을 수 있다는 것은 정말이지 큰 축복이다.

넘어져도 안전한 몸 만들기

'그냥' 넘어지지는 않습니다. 그렇다고 '나이가 들어서' 넘어지는 것은 아닙니다.

-미국 국립보건원 노인 건강 웹사이트(NIH Senior Health Website)

처음 두 발로 일어나 균형을 잡고 걷기 시작했던 게 언제였더라? 겨우 한 살이었지만 그 기술을 익힌 후에 인생이 크게 바뀌었다고 할 수 있다. 균형은 어떤 연령대에서나 중요하다. 골드너가 균형을 잡기 위해 특별히 더 노력해야 하는 것은 맞지만, 수천 명의 사람들과 일하면서 깨달은 것은 모든 연령대의 많은 사람들이 실제로 효율적이고 균형 잡힌 방식으로 걷지는 않는다는 사실이다. 나이는 균형 상실의 유일한 원인이 아니다. 오랫동안 앉아 있어 균형감을 상실하게 만드는 좌식 생활 방식이 더 근본적인 문제다. 탄력 있는 조직을 상실하게 되는 나이인 두 살이 지나면 넘어질 때의 피해가 크기 때문에 많은 골드너들은 움직일 일이 있을 때마다 넘어지는 것에 대한 두려움을 가질 수밖에 없다.

몇 년 전, 뉴멕시코의 타오스 푸에블로Taos Pueblo를 방문한 적이 있다. 여행을 하면서 보니 오래된 전통 가옥에는 문이 없었다. 50대, 60대를 포함한 모든 연령대의 부족민들은 사다리를 타고 지붕으로 올라가서 다시 사다리를 타고 내려와 집 안으로 들어가야 했다. 평균 수명이 우리보다 짧긴 하지만, 그들은 사다리를 손쉽게 오르내릴 수 있는 능력을 일생 동안 유지한 것이다. 운동 과학과 인류학에 대한 지식을 통합해서 생각해보자. 사다리를 오르내리는 것은 우리에게 매우 어려운 일이다. 일단 우리는 일상에서 사다리를 거의 사용하지 않는다. 그리고 하루에도 몇 번씩 반복하는 동작이어야 자신 있게 할 수 있다. 여기서 우리는 수십 년 동안 축적된 극히 소극적인 움직임에 기인한 불균형과 불안정함을 세월의 탓으로 돌렸다는 사실을 알 수 있다.

잘 넘어지는 주된 이유가 '나이' 탓인 것 같지만 미국 국립보건원National Institutes of Health에 따르면 나이 자체가 원인은 아니다. 질병 통제 예방 센터에서는 다음과 같은 운동 관련 위험 요소들을 더 우선적으로 고려해야 한다고 지적한다.

- 장시간 앉아 있는 생활 방식
- 부실한 하체
- 쇠퇴한 발 기능
- 걸음걸이 및 균형 장애

나의 친한 친구들이자 이 책의 공동 저자인 4인방의 경험에 따르면 근력 약화란 수년에 걸친 운동 부족의 결과물이지 노화가 주된 원인이 아니다. 우리는 기술의 영역이 점차 늘어나면서 사람들이 움직일 필요가 점점 줄어들고 있는 첨단 기술 시대에 살고 있다. 당신이 현재 느끼는 몸의 불안정성은 나이 때문이 아니라 오랫동안 균형감을 유지하려는 노력을 게을리해서 나타났을 가능성이 높다.

우리의 발을 거는 것은 두려움이다

또 다른 위험 요소는 넘어지는 것에 대한 두려움 그 자체이다. 단지 넘어지는 것을 두려워하거나 상상하는 것만으로도 움직임은 훨씬 위축된다. 넘어진 경험이 있을 경우, 또 넘어질까 봐 무서워하는 것은 당연하다.

그런데 2년간 행해진 한 연구 결과에 따르면 이전에 넘어진 경험에 따른 불안함이 두려움의 큰 요인이지만, 두려움을 느끼는 집단의 18퍼센트에 해당하는 이들은 이전에 넘어진 경험이 없음에도 불구하고 넘어질까 봐 크게 겁을 냈다. 넘어진 경험이 두려움을 일으키는지, 두려움이 사람을 넘어지게 만드는지의 여부를 판단하려는 연구가 계속된 끝에 마침내 넘어진 경험이 없어도 넘어지는 것에 대한 두려움이 많으면 앞으로 넘어질 가능성이 더 크다는 결과가 나왔다. 넘어지지 않으려고 움직임을 줄였는데도 불구하고 넘어질 가능성이 더 크다는 것이었다.

이는 두려움 그 자체가 넘어짐을 초래하는 위험 요소임을 보여주는 연구 결과다. 그렇다면 다음 질문은 '왜?', 좀 더 정확히는 '어떻게?'다. 우리는 골드너의 보행을 느리고, 보폭이 좁고, 발을 질질 끄는 모양이라고 쉽게 일반화한다. 놀랍게도 연구 결과는 이런 걸음걸이가 보통 역학적 원인 없이 발생한다는 것을 보여준다. 즉 그러한 걸음걸이가 자기유도적인 적응의 결과라는 것이다.

› › Case Study 조이스 : 나이 듦은 두려워진다는 것

68세부터 사다리를 타고 나무에 올라가 오렌지를 따는 것이 불안하게 느껴졌다. 처음에는 괜찮겠지 생각했지만 계속해서 한 계단, 두 계단 사다리를 올라갈 때마다 불안함과 공포감을 떨쳐낼 수 없었다. 확실히 균형감각이 떨어졌다. 나는 젊음이 끝났음을 절감하며 생각했다. '맙소사, 나이 든다는 게 이런 거구나.'

'노인의 걸음걸이' vs. '겁에 질린 걸음걸이'

실제로 질병, 넘어진 경험, 약한 근육 등과는 거리가 먼 건강한 노인의 이러한 보행 장애는 대체로 두려움의 산물이었다. 물론 넘어질까 봐 두려워 걸음걸이가 달라지는 것은 매우 자연스러운 것이다. 햇볕이 잘 드는 캘리포니아에서 얼어붙은 겨울의 워싱턴으로 이사했을 때, 나는 위에서 묘사한 걸음걸이와 비슷하게 종종걸음을 걸었다. 걸음은 더 느려졌다. 밭장다리로 무릎을 조금 구부려 무게 중심을 낮추고 발을 질질 끌면서 걸었다. 최근에 넘어지기 쉽다고 생각하는 상황에서 내가 걷는 방식을 관찰해보았다. 하체만 긴장하는 것이 아니었다. 목과 어깨는 물론, 손과 얼굴까지도 뻣뻣하게 굳어졌다.

미끄러운 표면, 혹은 얼음이나 눈 위를 걸어본 사람은 넘어지지 않기 위해 걸음걸이가 달라진 경험이 있을 것이다. 이러한 변화는 두려움에 대한 자연스러운 반응이다.

여기서 잠시 짚고 넘어갈 부분이 있다. 우리는 주로 '겁에 질린 걸음걸이'를 '노인의 걸음걸이'로 잘못 인식해왔다. 걷는 방식은 걷는 동안 사용되는 근육에 중대한 영향을 미치고 그 반대의 경우도 마찬가지다. 발을 바닥에 끌면서 걸으면 발목을 많이 움직이지 않으므로 발목 운동을 활성화시키는 근육이 경직된다. 그러다 보면 필요한 상황에 발목을 움직일 수 없게 되는 것이다.

넘어질 때의 충격을 완화시키는 잠재력

넘어지는 것 자체는 그리 큰 문제가 아니다. 인간은 누구나 항상 넘어질 수 있다. 이때의 충격은 사람마다 다른데, 이는 넘어질 때의 신체 상태와 넘어지는 순간의 지면과 신체의 접촉 상황과 관련이 있다. 유연한 근육과 인대, 튼튼한 뼈, 빠르게 자세를 바꾸는 능력 등을 갖춘 탄탄한 조직은 떨어질 때의 충격을 완화시키는 잠재력을 가지고 있다.

그러므로 균형과 안정성뿐만 아니라 관절 운동성, 근육량 및 골밀도를 함께 개선해나가는 것이 좋다. 너무 여러 가지의 운동을 요구하는 것처럼 보이지만 걱정할 것 없다. 이 책의 운동 프로그램은 이 모든 것을 한 번에 다루고 있다. 단순히 한 발로 균형 잡는 법만 배우는 게 아니라 한 다리로 설 때 골반 근육을 사용함으로써 골반뼈를 당기고, 이들에게 더 튼튼히 자라라는 신호를 보내며 사용하는 법을 배우길 바란다.

각 운동의 요구 사항을 보면 너무 사소한 것까지 신경 쓰는 것처럼 보일 수 있다. 그러나 이것은 한 번에 여러 문제를 동시에 다루어 한 세트의 운동을 통해 이 문제들을 함께 개선시킬 수 있게 요구하는 것이다. 체중을 아래쪽에 싣기 위해 무릎을 약간 구부리면 다리 앞쪽 근육은 많이 움직이게 되지만 골반의 움직임은 감소한다. 결과적으로 허벅지 근육은 튼튼해지더라도 골반이 약해지고 경직되면서 골밀도마저 감소할 수 있다. 실제로 위험한 상황에서 넘어질 가능성을 줄이기 위해서는 보행 방식을 조정해야 적절히 대응할 수 있다.

매 순간 두려워하며 걷는다고 넘어지는 것을 막을 수는 없다. 장기적으로 봤을 때는 오히려 넘어질 확률을 더 높이는 격이다. 넘어지는 위험을 줄이기 위한 해결책은 몸을 더 건강하게 만들어 안정적인 걸음걸이로 걷는 것이다. 안정적인 걸음걸이는 또한 당신의 몸을 더욱 튼튼하게 만들어줄 것이다.

Tip. 넘어지는 연습

가장 큰 두려움은 미지에 대한 공포다. 어린 시절 이후로는 넘어지는 일이 자주 있지는 않기 때문에 넘어지는 것에 대해 대부분 잘 모른다. 막연한 두려움과 경험 부족으로 인해 넘어질 때 힘을 빼야 하는데 도리어 힘을 주고 긴장하는 경향이 있다. 이는 넘어질 때 발생하는 충격에 영향을 준다.

엘리엇 로이스 Elliott Royce 라는 골드너가 이것을 바꾸기 시작했다. 95세의 나이에 그는 하루에 다섯 번씩 넘어지기 시작했다. 그것도 일부러 말이다. 운동선수들이 연습하는 방법과 비슷하게, 로이스는 에어 매트리스 위에 일부러 계속 쓰러지면서 넘어지는 충격이 자신의 몸에 미치는 영향을 줄이는 방법을 훈련했다.

엘리엇의 시도에 대해 〈스타트리뷴StarTribune〉은 다음과 같은 기사를 게재했다. "엘리엇은 이렇게 말한다. '안전하게 넘어지는 비법은 바로 세 가지예요. 구부리기, 비틀기, 구르기!' 넘어지는 상황에서는 넘어지는 방향으로 무릎을 구부리고 허리를 비틀면서 어깨를 돌려야 한다. 이 방법은 충격을 받는 지점을 바꿔준다. 둔부의 한 곳에 모든 충격이 가해지는 대신에, 다리를 따라서, 허벅지, 골반 등으로 충격이 분산되는 것이다. 땅에 닿을 때 충격을 완화시키려면 굴러야 한다."
다른 골드너들에게 추천하는 로이스의 접근 방식은 분명 의미가 있다. 실제로 넘어졌을 때 그의 몸은 자연스럽게 방어적으로 반응했다. 넘어지는 것을 조심하는 것은 두려워하는 것과는 다르다. 더 튼튼한 신체구조를 만들어서 두려움을 떨쳐버리자. 물리치료사나 운동 강사와 함께 자신만의 '안전하게 넘어지는 법'을 찾아 연습해보자.

당신은 어떻게 걷는가?

안정된 보행은 발에서부터 시작된다. 우리는 이미 발을 살펴보기 시작했다. 발가락과 발의 뼈를 점검했으니 이제 발목을 다룰 차례다. 안정된 보행을 위해서는 발목이 정말 유연해야 한다.

발목이 뻣뻣하면 발을 바닥에 끌거나 골반 근육이 발을 완전히 들어 올려야 한다. 이 두 가지 경우 모두 넘어질 확률을 높이는 데 일조한다. 경보하듯이 걸으면 보다 안정적으로 발에서 발로 체중을 이동시키고, 종아리 근육을 유연하고 강하게 유지할 수 있다.

발은 앞으로 나란히

걷는 동안 발목을 완전히 사용하려면 자동차 타이어처럼 발끝이 앞으로 향하게 해야 한다. 오리처럼 옆으로 발을 내딛지 않도록 유의하자. 책이나 카펫의 가장자리처럼 양발의 바깥쪽을 곧게 정렬해보자. 발을 똑바로 하면 무릎과 골반도 교정될 것이다(안짱다리가 된 것 같은 느낌이 드는 경우에는 77~79쪽을 참조하자).

이 책에 소개된 운동들은 발을 앞으로 향한 자세로 하는 것이 대부분이다. 이 자세는 실제 보행에도 차츰 적용해나갈 수 있을 것이다. 걸을 때에는 너무 무리하게 발끝을 앞으로 가져와서는 안 된다. 대신에 발끝이 얼마나 밖으로 향하는지를 우선 살피고 각도를 조금씩 줄여가도록 하자(무릎 관절염이 있는 경우에 무릎 각도를 줄여가고자 할 때 적용되는 주의사항이기도 하다).

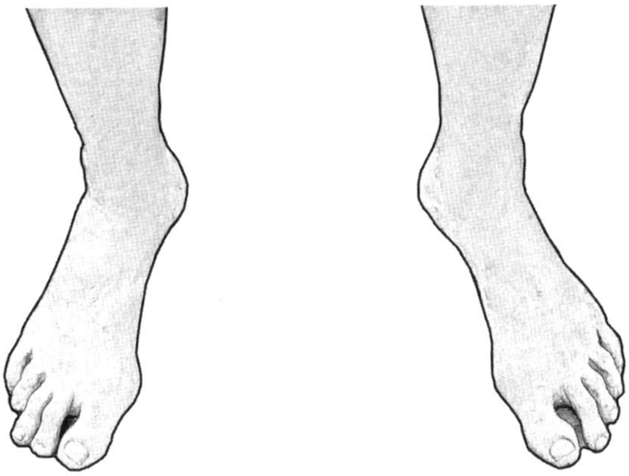

각도를 줄이기 전

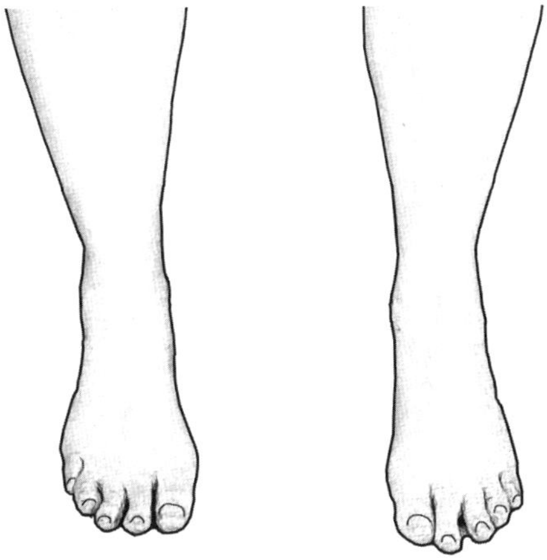

각도를 줄이고 난 후

종아리 근육을 부드럽게 만드는 운동

종아리 근육은 종종 발목의 움직임을 제한한다. 이 운동은 단단한 종아리 근육 문제를 해결할 수 있는 훌륭한 방법이다.

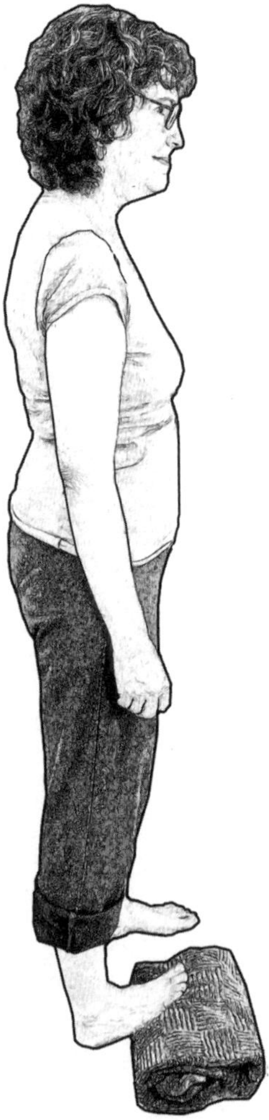

종아리 스트레칭 1

첫 번째 운동은 무릎 뒤의 종아리 근육을 늘이는 동작이므로 스트레칭하는 다리의 무릎을 곧게 펴는 것이 중요하다. 무릎을 구부리면 스트레칭 효과가 줄어든다. 균형 유지를 위해 벽이나 의자를 가까이 두고, 두꺼운 수건(또는 요가 매트)을 접어서 발 앞에 놓는다. 맨발로 또는 양말을 신고 수건에 발을 올린다. 이때 발볼은 수건에 올려두고, 발뒤꿈치는 계속 바닥에 내려놓는다.

발끝이 앞을 향하도록 하고 스트레칭하는 다리를 천천히 똑바로 세워보자. 몸을 위로 바로 세우고 반대쪽 발을 앞으로 뻗어본다. 이때 몸통이 앞으로 기울어지지 않게 하자. 반대편 다리가 뻣뻣할수록 다리 사이를 벌리기가 힘들 것이다. 처음에는 반대쪽 다리를 수건 뒤에 두어도 괜찮다. 앞으로 몸이 기울거나, 무릎을 구부리게 되거나, 균형을 잃어버리면 보폭을 줄여야 한다. 움직임을 좀 더 심화하려면 수건 대신 반원형 폼롤러를 사용하자.

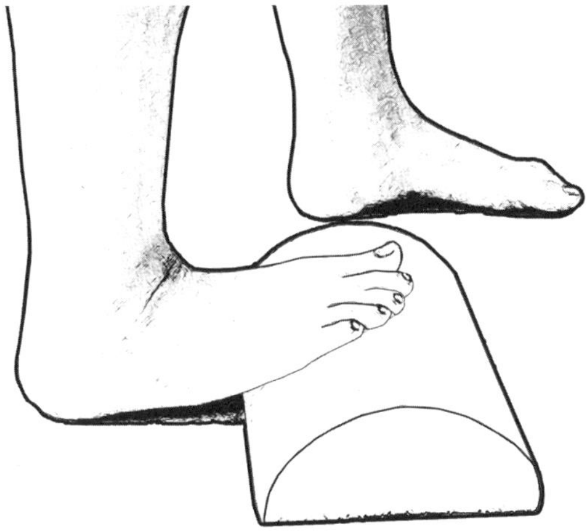

종아리 스트레칭 2

두 번째는 종아리를 이루는 근육들 가운데 넙치근(정강이 뒤쪽에 위치하여 발과 정강이의 움직임에 영향을 미치는 근육)의 발달을 위한 운동이다. 이번에는 무릎을 구부려야 한다. 종아리 스트레칭 1의 자세에서 시작하여 수건 위에 올린 다리의 무릎을 구부리고 바닥 쪽으로 발뒤꿈치를 누르면서 살짝 앞으로 밀어내자.

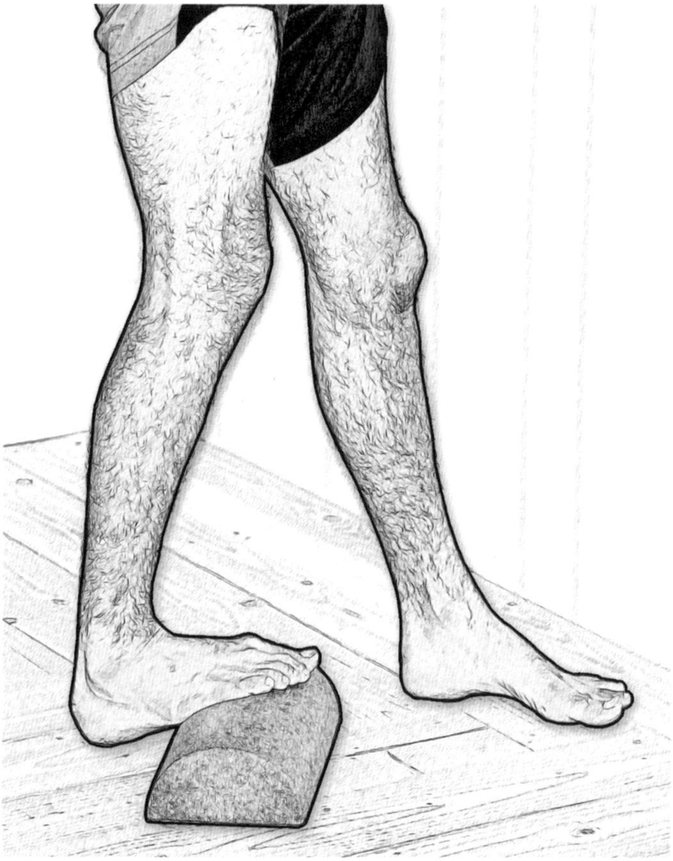

이 두 가지 종아리 운동은 평평한 바닥과 오르막길을 걸을 때 발목의 움직임을 향상시키기 위한 훈련이다. 잘 움직이기 위해서는 편안하게 걸을 수 있는 능력이 필요하다. 그러려면 균형을 이루어야 하고, 이것은 엉덩이 측면 근육의 근력에 의해 크게 좌우된다. 다음 장에서 계속 살펴보도록 하자.

› › Case Study **로라 :** 반원형 폼롤러를 활용하는 매일 아침 종아리 스트레칭

나는 처음부터 반원형 폼롤러와 사랑에 빠졌다. 반원형 폼롤러를 새 운동 기구로 사용하면서 기적처럼 하지불안 증후군이 바로 사라졌기 때문에 절대적인 신뢰가 생긴 것이다. 첫 번째 교정 과정이 끝나고 지금까지 7년째 부엌에서 반원형 폼롤러를 활용하여 운동하는 습관을 유지하고 있다. 아침마다 코스처럼 아침 식사, 정신력 강화 게임, 시사 뉴스 점검, 그리고 종아리 스트레칭을 하며 몸과 마음의 건강을 유지하고 있다.

› › Case Study **조이스 :** 두려움 없던 젊은 시절의 활력을 되찾았다

케이티와 함께한 지 몇 년 안 되어 나는 다시 두려움 없이 사다리를 오르내릴 수 있게 되었다. 내가 이를 극복할 힘을 가지고 있었다는 것이 신기하고 감사하다. 지난 몇 년 동안 나는 필요하거나 하고 싶을 때 계단을 오르내리고, 등산을 하고, 건너뛰고, 점프하고, 다시 도약할 수 있다는 사실을 깨달았다. 스쿼트 자세로 웅크리고 앉는 것도, 맨바닥에 편안하게 앉거나 눕는 것도, 무릎을 꿇는 것도, 나무에 매달리고 철봉에서 좌우로 몸을 흔드는 것도 이제 다 두렵지 않다. 어린 시절부터 중년의 어느 시점까지는 당연히 할 수 있다 생각한 동작들이었지만, 어느 순간 잃어버린 능력이었다.

한 발로 설 수 있는 엉덩이 운동법

튼튼한 엉덩이는 발에서 시작된다. 발의 움직임뿐만 아니라 그 위의 무릎과 허벅지, 고관절 등을 어떻게 사용하느냐가 관건이다.

앞에서 우리는 엉덩이를 뒤로 보내 발 앞부분에서 체중을 덜어내는 법을 배웠다. 엉덩이가 앞으로 튀어나오면 발 앞쪽이 세게 밀리는 것은 앞으로 넘어지는 것을 막기 위해서다. 엉덩이를 앞으로 빼고 서 있는 것은 서 있는 동안 앞으로 점점 넘어지고 있는 상태라 할 수 있다. 그러니 엉덩이를 뒤로 보내 발목과 일렬로 위치시키는 것(35쪽 참조)은 발이나 엉덩이에 도움이 될 뿐만 아니라 넘어질 확률을 줄이는 빠른 방법이 될 수 있다. 쉽지 않은가?

튼튼한 엉덩이와 안정성은 상호 작용을 한다. 밸런스를 개선하고 측면 엉덩이 근육을 강화할 수 있는 기회를 늘리려면 일상생활에서 서 있는 자세를 약간 교정하면 된다. 당신이 적극적으로 새로운 자세를 요구할 때 머리에서 발끝까지의 근육들이 미세하지만 지속적으로 당신의 명령에 부응해올 것이다. 시간이 지나면 새로운 자세에 따른 특정 근육이 생성되는데, 이 근육들은 당신을 더욱 편안하게, 더 잘 지탱해줄 것이다. 다음은 앞으로 따라 해야 할 자세에 대한 가이드라인이다.

Check Point 여기 소개된 모든 운동과 자세는 맨발로 하거나 양말을 신고, 또는 완전한 플랫슈즈를 신은 상태에서 해야 한다. 조금이라도 굽이 있는 신발은 이러한 동작들을 취하는 데 방해가 된다.

› › Case Study 존 : 엉덩이 근육이 선물한 두 가지 기쁨

아침저녁으로 적어도 하루에 2회씩 종아리 스트레칭을 한 지 2년이 되자, 하이킹을 할 때 재미있는 변화가 생겼다. 이전에는 오르막길을 올라갈 때 발뒤꿈치를 내려놓을 수가 없어서 보통 발볼을 이용해서 걸었다. 이제는 종아리 스트레칭을 한 덕분에 발목의 운동 범위가 확장되어서 오르막길을 올라갈 때 발뒤꿈치로 걸을 수 있다. 오르막길을 올라갈 때 사용하는 근육이 허벅지 앞 근육에서 허벅지 뒤 근육과 엉덩이 근육으로 바뀐 것이다.

케이티는 걸을 때 햄스트링과 둔근을 사용하는 것이(케이티는 이것을 '엉덩이 밀어내기'라 부른다) 엉덩이 근육을 발달시키고 밋밋해진 엉덩이를 되살리는 데 도움을 준다고 했다. 그녀의 말이 옳았다! 그 변화가 바로 나에게 일어났다. 이 책의 공동 저자들을 비롯한 나의 오랜 지인들은 지난 몇 년간 눈에 띄게 발달한 내 엉덩이 근육에 대해 찬사를 보냈다. 더 힘 있고 안정적으로 걷게 된 것 외에도 바지 뒤태의 볼륨이 꽉 차게 살아난 것이 나는 매우 기쁘고 감사하다.

발은 골반 넓이만큼 벌려라

발 사이의 간격과 보폭이 중요하다. 걸을 때 보폭이 너무 좁거나 넓으면 안정감을 해치고 걸을 때 사용하는 근육에 안 좋은 영향을 미칠 수 있다. 지면 때문에 부득이하게 넓거나 좁게 걸어야 할 때가 있지만, 서 있을 때는 발 사이를 골반 넓이로 벌리고 두 발 사이에 무게 중심을 둔다.

이러한 자세는 안정적인 기반을 제공할 뿐만 아니라 걷기 시작할 때 엉덩이 근육을 사용하는 데에도 도움이 된다.

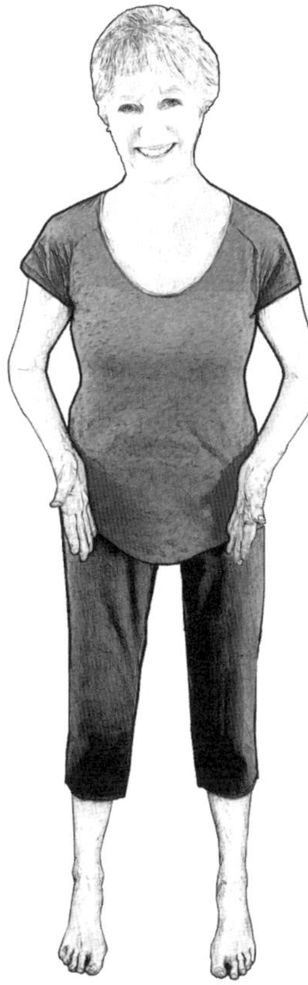

서 있을 때는 발 사이를 골반 넓이로 벌린다.

다리를 곧게 펴라

측면 둔부 근육의 활성화(85쪽 그림 참조)는 하체의 기하 구조에 영향을 받는다. 무릎을 약간 구부리는 자세는 이 근육을 무력화할 수 있으므로 측면 둔부 근육의 활성화를 위해서 이러한 습관을 먼저 고쳐야 한다. 체중의 중심축을 뒤로 이동시킨 후, 엉덩이와 발목 관절 사이가 수직이 될 때까지 무릎을 곧게 펴자. 무릎이 뒤 또는 옆으로 180도 이상 휘어진 과신전의 경우에는 무릎을 살짝 굽히자. 거울이나 수직선을 활용하면 자세를 잡는 데 도움이 될 것이다.

엉덩이와 발목 관절 사이가 수직이 될 때까지 무릎을 곧게 펴는 연습

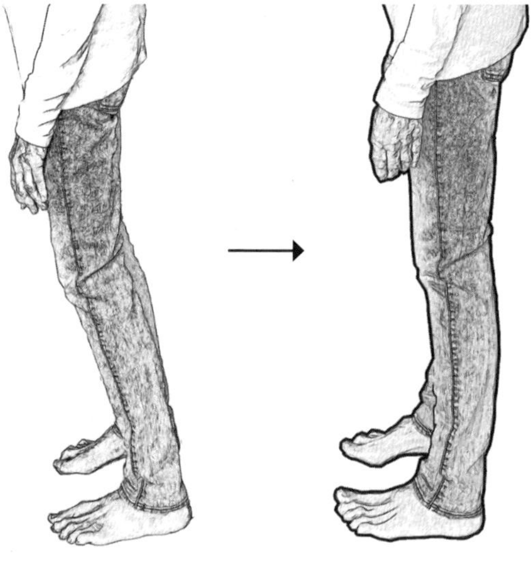

슬개골에 힘을 빼라

엉덩이를 앞으로 내밀고 무릎을 구부린 채 수십 년을 살아왔다면 허벅지 앞쪽 근육인 대퇴사두근은 당신이 앞으로 넘어져 구르지 않도록 하기 위해 엄청난 노력을 해온 것이다.

그동안 앞으로 구르지 않은 것은 다행이지만, 이를 방지하는 과정에서 생긴 긴장은 슬개골, 즉 무릎뼈를 무릎 관절로 깊숙이 당겨서 아래 위치한 조직에 자극을 주었을 것이다. 허벅지 앞쪽 근육을 이완시키면 슬개골과 무릎 관절 사이의 작용이 감소하고, 허벅지의 측면과 뒷부분에 있는 다른 근육을 더 발달시킬 수 있다.

최종적으로는 서 있는 동안 무릎을 이완시킬 수 있어야 하겠지만 우선은 앉은 자세에서부터 시작해보자. 의자의 앞부분에 앉아서 다리를 일자로 뻗고 발뒤꿈치를 바닥에 내려놓는다. 무릎이 구부러지면 슬개골을 이완시킬

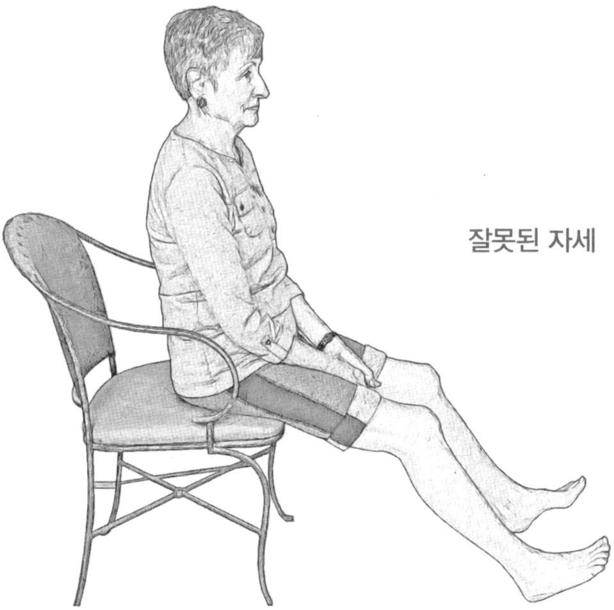

잘못된 자세

수 없으므로 항상 먼저 다리를 똑바로 편다.

무릎에 통증이 있거나 뻣뻣한 상태라면 시간이 조금 걸릴 수 있다. 거울을 사용하는 경우 옆으로 다리를 볼 수 있도록 앉아라. 이렇게 하면 무릎이 조금이라도 구부러졌는지 더 잘 보인다. 다리를 뻗은 상태에서 허벅지 앞 근육을 이완시켜보자. 슬개골의 위치가 발목 쪽으로 눈에 띄게 낮아질 것이다.

앉아 있는 상태에서 슬개골을 이완시킬 수 있다면 조금만 일어서서 다시 반복해보자. 벽에다 엉덩이를 기대고 벽에서 30~45센티미터 정도 떨어진 곳에 발을 놓은 뒤 다리를 쭉 편다(75쪽 이미지 참조). 그 상태에서 슬개골을 들어 올렸다 내렸다 하자.

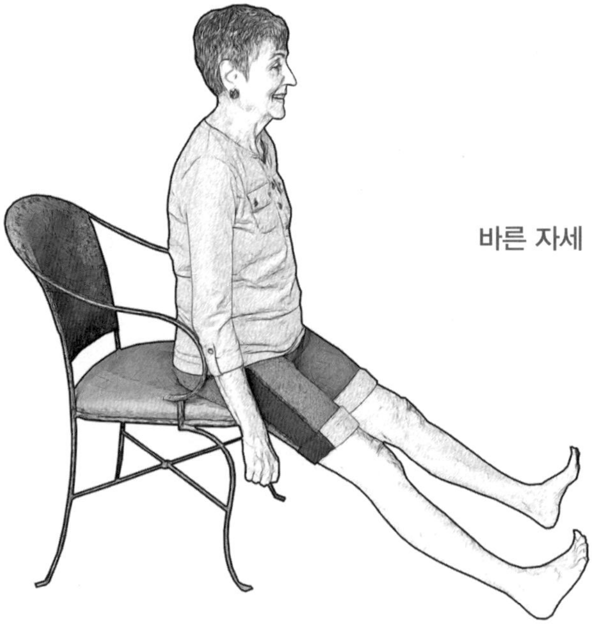

바른 자세

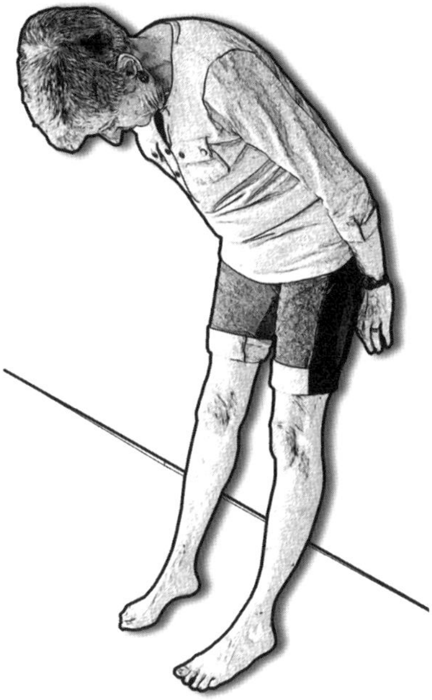

이제 완전히 일어서서 다리가 수직이 되도록 하자(76쪽 이미지 참조). 이 부분이 가장 어려운데, 이미 무릎을 약간 구부린 상태에서 체중을 지탱하는 습관에 길들여져 있기 때문에 의자와 벽이 없어지면 옛 습관으로 돌아가기 쉽기 때문이다.

우선 거울 앞에 서서 발뒤꿈치에 체중을 실은 다음 다리를 수직으로 펴보자. 이 자세에서 슬개골에 힘을 뺄 수 있는가? 그렇지 않다면 가능한 자세로 다시 돌아가서 계속 시도해보자. 자세 교정을 위해 정기적으로 연습하고 체중을 뒤에 실을 수 있는 신발을 신다 보면 결국 이 동작을 할 수 있게 될 것이다.

수십 년간 허벅지 앞 근육을 긴장하고 살아왔다면 일상생활에서 하루에 수백 번은 슬개골을 낮춰야 한다는 사실을 떠올려야 할 수도 있다. 좋은 일이다! 이럴 때마다 무의식적으로 굳어버린 습관에 대해 경각심을 갖고 무릎을 이전과는 다른 방향으로 움직이며 조정하게 될 것이다.

허벅지 앞 근육이 긴장하면
슬개골은 위로 올라간다.

허벅지 앞 근육이 이완되면
슬개골은 아래로 내려간다.

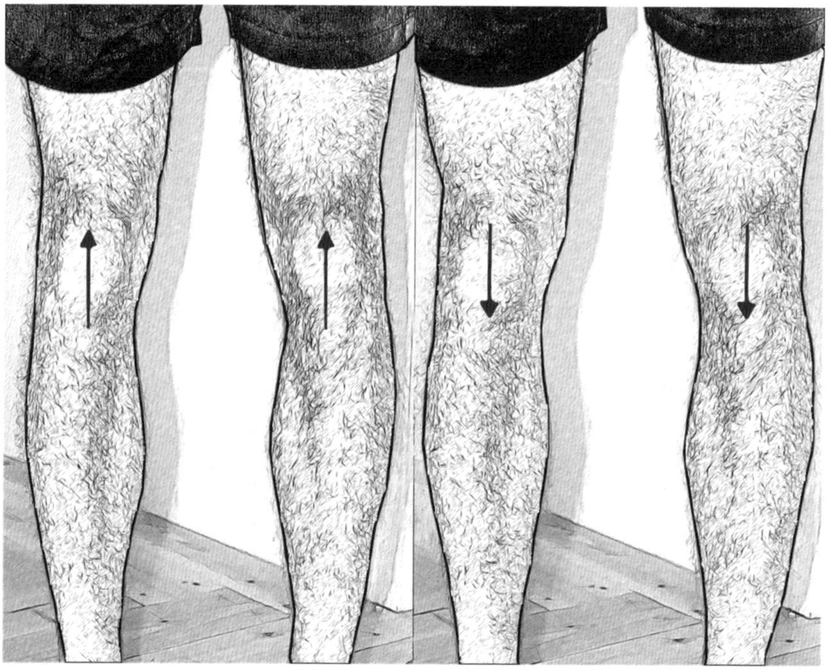

골드너가 알려주는 Tip. 긴장한 슬개골을 풀어주려면

슬개골을 이완할 때는 먼저 수축시킨 다음에 풀어준다. 움직임이 없으면 손가락으로 무릎을 부드럽게 문질러서 근육들을 깨우자. 슬개골을 풀어주는 것이 쉬운 일은 아니다. 우리 대부분은 허벅지 앞 근육을 만성적으로 수축시켜 슬개골을 긴장시킨다. 그러다 보니 이것을 다시 풀어주는 기능이 아예 잠들어 있을 수 있다.

'뒷무릎 구덩이'를 바로 세워라

맨다리로 거울을 등지고 서보자. 고개를 돌리거나 허리를 굽혀 무릎의 뒷부분을 살펴보자. 다리마다 허벅지 뒤편 근육인 햄스트링의 힘줄을 나타내는 두 개의 움푹 파인 곳이 보일 것이다. 나는 이것을 '뒷무릎 구덩이'라고 부른다. 이상적으로는 발이 앞을 향해 있을 때 네 개의 파인 부분이 모두 무릎 뒤에서 똑바로 나란히 정렬되어 있어야 한다.

보통은 네 개의 무릎 구덩이가 똑바로 나란히 위치하는 것이 맞지만, 걷는 방식에 따라 발목과 무릎이 영향을 받을 수 있다. 우리가 몸을 어떻게 움직였는지, 혹은 움직이지 않았는지에 따라 이 줄들은 더 이상 일렬로 나타나지 않기도 한다.

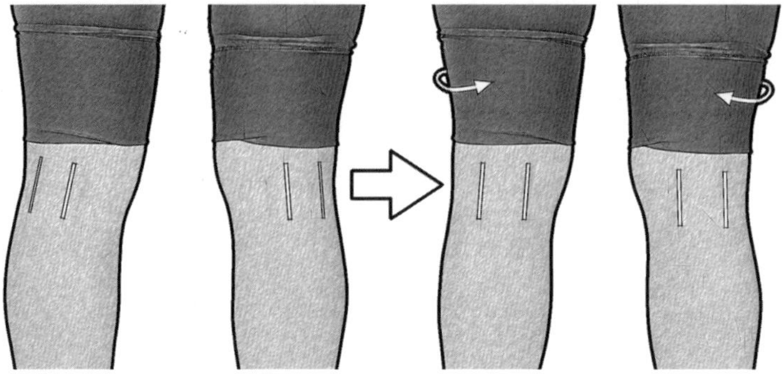

'뒷무릎 구덩이'가 정렬되기 전과 정렬되었을 때

무릎과 발목 관절이 일렬로 정렬되도록 하려면 허벅지를 회전시켜 네 줄이 모두 중립 위치에 오게 해야 한다. 허벅지 앞면을 서로 멀리 돌려서 안쪽 발등이 들어 올려질 수 있도록 하라. 이때 발을 바닥에 붙인 채 하려고 하면 무릎에 부담이 갈 수 있다(다음의 팁 참조).

Tip. 뒷무릎 구덩이를 바로잡는 허벅지 운동

발이 뻣뻣하기 때문에 허벅지를 바깥쪽으로 돌릴 때 발바닥을 바닥에 붙이고 하는 것은 거의 불가능하다. 허벅지를 돌릴 때 발을 무리하게 바닥에 놓아두려 하지 말자. 무릎에 부담을 줄 수 있다.

허벅지를 돌릴 때 발의 안쪽을 들어 올려서 발의 바깥쪽이 바닥에 닿게 하

자. 정기적으로 연습하면 점점 능숙하게 빨리 할 수 있을 것이다.

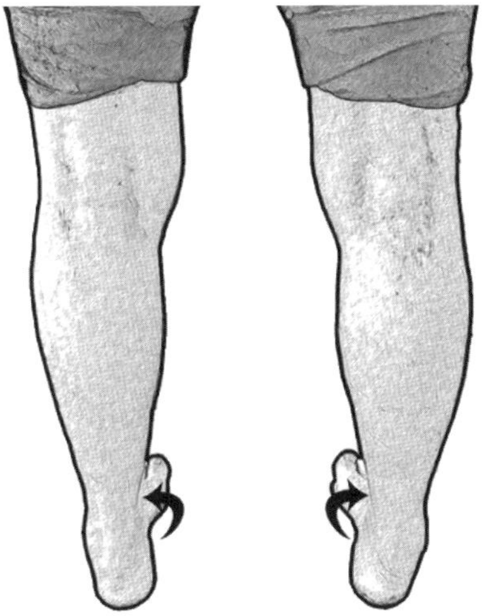

허벅지를 돌릴 때 발의 안쪽을 들어 올리도록 한다.

오른쪽 다리와 왼쪽 다리가 똑같이 회전하는 것은 아니다. 두 다리가 완전히 대칭인 경우는 드물기 때문에 교정에 있어서도 차이가 있다. 그러므로 '뒷무릎 구덩이'의 선을 일렬로 교정하기 위해 왼쪽 허벅지를 오른쪽 허벅지보다 적게, 혹은 더 많이 회전할 수도 있다.

두 발로 서서 균형을 이루는지 관찰하라

자주 움직이지 않으면 우리 몸은 빠르게 변화하는 위치에 신속하게 대응하는 능력을 잃어버린다. 그래서 장시간 앉아 있다가 일어서면 몸이 무엇을 해야 할지 빨리 반응하지 못하는 것이다.

우리는 대부분 한쪽 다리로 서면 흔들리는 것을 느낀다. 그런데 어떤 때는 두 발로 서 있어도 휘청거릴 때가 있다. 이것이 내가 두 발을 땅에 고정한 채 균형 운동을 시작하는 이유다. 자세를 가다듬고 준비하자. 발과 다리를 똑바로 펴고, 엉덩이는 발뒤꿈치와 일렬로 두자.

벽이나 의자에 가볍게 손을 대고 눈을 감은 채 느낌을 관찰해보자. 당신이 두 발로 서 있는 동안 몸이 이리저리 흔들리는 것처럼 느껴지는가?

› › Case Study 존 : 바른 자세가 가져온 작은 기적

첫 번째 교정 과정에서 케이티는 자세를 개선하는 방법을 알려주었다. 발을 앞으로 향하게 하고 골반을 편 뒤 몸의 무게 중심을 발 뒤쪽으로 두는 것이다. 처음에는 안짱다리가 된 것처럼 균형을 잡기가 힘들었다. 카우보이도 아니고 그렇게 다리를 벌리고 서 있으니 영 어색했다.

케이티는 내 갈비뼈가 허리를 살짝 누르고 있다는 사실을 알려주었다.

그래서 내가 늘 허리 통증을 달고 살았던 것이다. 케이티는 이어서 허리와 골반을 구부정하게 하고 다니는 습관이 복근을 약화시키고 변비 및 골반탈출증을 유발하고 있다고 설명했다.

그 과정에서 나는 내 갈비뼈, 골반, 복부의 자세가 잘못되었다는 사실을 깨달았다. 거기서부터 나의 새 삶이 시작되었다. 원래 계획은 2008년에 골반 재건 수술로 탈장을 교정할 예정이었다. 그러나 지금까지 수술 없이 잘 지내고 있다. 골반 근육은 오히려 발달했다. 이제는 맨발이나 다름없는 가벼운 신발을 신고 몇 킬로미터 정도는 거뜬히 하이킹할 수 있다. 덕분에 고질병이던 만성변비도 2012년에 완전히 해결되었다. 이 모든 것이 바른 자세가 가져다 준 작은 기적이다!

균형을 되찾기 위한 첫 번째 단계는 하루에 5~6분간 움직이지 않고 가만히 있는 연습을 하는 것이다. 이 운동을 반복하되, 흔들리는 것에 집중하지 말고 최대한 긴장을 풀고 몸을 안정시키자. '뻣뻣한 동상'이 되는 것이 아니다. '편안한 안정성'을 가져야 한다.

두 발로 균형이 잡히면 이제 한 발로 연습을 하자. 우선 관찰해보자. 벽이나 의자를 가볍게 잡고 한쪽 다리로 선다. 어느 쪽 다리라도 괜찮다. 균형을 유지하기 위해 어떤 반응을 하는지 살펴보자. 발가락이 움츠러드는가? 다리에 힘이 들어가는가? 무릎이 구부러지는가? 벽이나 의자에 의존하고 있는가? 흔들거리는가? 골반이 앞으로 밀리는가? 한 발로 얼마 동안 안정감 있게 서 있을 수 있었나? 이렇게 관찰이 끝나면 아래 항목들을 확인하며 연습해보자.

발가락을 편안하게 펼 수 있는가? 엉덩이를 발뒤꿈치와 일렬이 되게 할 수 있는가? 무릎을 경직시키지 않고, 즉 슬개골을 위로 당기지 않고 곧게 펼 수 있는가? 어깨에 힘을 뺄 수 있는가? 편안하게 숨을 쉴 수 있는가? 한 다리로 서는 데 불필요한 신체 배치와 근육 긴장을 제거하면 유연하게 균형을 유지하는 데 필요한 부분들을 더 수월하게 작동할 수 있다. 한쪽 다리로 설 때, 그리고 움직일 때마다 다시 한 번 기억해야 할 것은 뻣뻣하게 힘을 주지 말고 편안한 안정성을 갖는 것이다.

한쪽 다리로 서는 것이 서커스 묘기처럼 느껴질 수도 있다. 이렇게 생각해보면 어떨까? 걷기는 본질적으로 연속하여 차례로 교차되는 한 다리의 균형의 합이다. 한쪽 다리로 설 때, 그 다리의 뼈와 측면 엉덩이 근육은 몸 전체의 무게를 지탱할 만큼 강해야 한다. 엉덩이 근육이 필요한 만큼 강하지 않으면 몸을 지탱하는 시간을 줄이기 위해 보폭을 좁힐 수밖에 없다. 그렇게 하지 않으면 한 다리로 선다고 할 수 없을 만큼 비틀거리게 될 것이다. 왼쪽

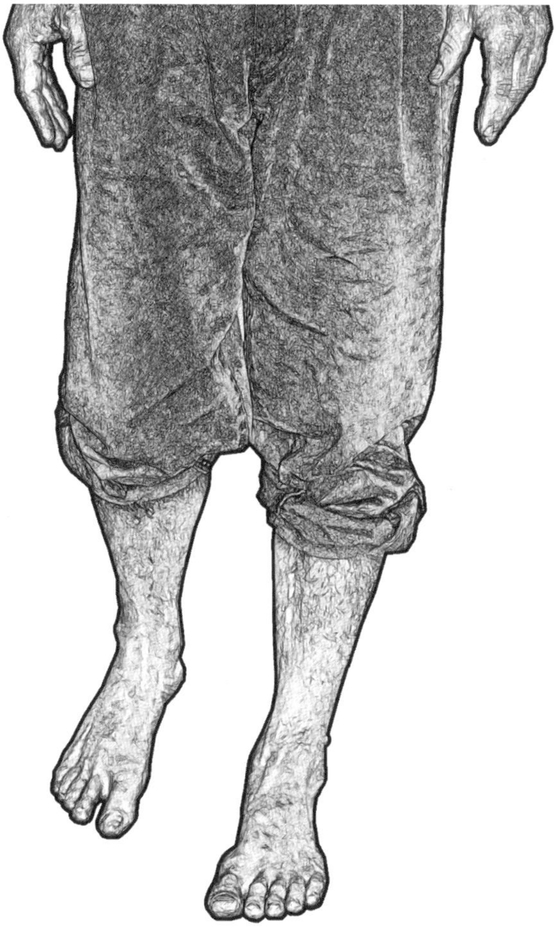

안정되게 한 발로 설 수 있어야 한다.

다리를 들어 올리기 위해 엉덩이 근육을 사용하면 오른쪽 엉덩이 바깥쪽의 근육이 오른쪽 골반을 아래로 당겨 왼쪽 골반이 약간 올라가게 된다.

그렇게 되면 왼쪽 다리를 자유로이 움직일 수 있는 공간이 생겨 바닥에서 쉽게 들어 올릴 수 있다. 엉덩이 근육이 이런 식으로 작용하면 보행 과정에서 동작이 제어되어 보행자가 더 안정감 있게 균형을 잡을 수 있다. 그뿐만 아니라 고관절을 더욱 튼튼하게 단련시킬 수 있기 때문에 넘어질 때 골절상의 위험이 감소된다.

걷는 데 사용하는 근육이 발달할수록 더 안정적으로 걸을 수 있고, 그러다 보면 몸이 계속 강하게 단련되는 선순환이 이어진다. 이상적인 신체가 되려면 다리를 들고 유지하기 위해 측면 엉덩이 근육이 충분한 힘과 지구력을 가져야 한다. 불행히도 모든 연령층의 많은 사람들이 엉덩이 근육이 그다지 튼튼하지 않아 걷기에 어려움을 겪는다. 걸음걸이는 빠르고 연속적인 폭포 같아야 한다.

넘어지지 않고 자전거를 탈 수 있는 사람은 많지만 움직이지 않는 자전거에 넘어지지 않고 앉아 있을 수 있는 사람은 거의 없다. 왜 그럴까? 앞으로 계속 전진하는 것이 균형에 도움을 주기 때문이다.

자전거를 타는 사람이 거의 넘어질 것 같은 상황에서 빛의 속도로 대응하는 것처럼, 현재의 생활방식 때문에 약화된 신체로 걷는 것은 한 발씩 계속 내딛으면서 사실상 넘어지는 것을 가까스로 면하고 있는 상태라고 할 수 있다.

Tip. 측면 둔부 근육

오른손을 엉덩이에 얹은 상태에서 다리 윗부분까지 쓸어내리자. 방금 지나온 부분이 측면 엉덩이 근육이다(86~89쪽 골반 운동 참조). 이 근육들은 대퇴근막장근, 중둔근, 그리고 소둔근으로 이루어져 있다.

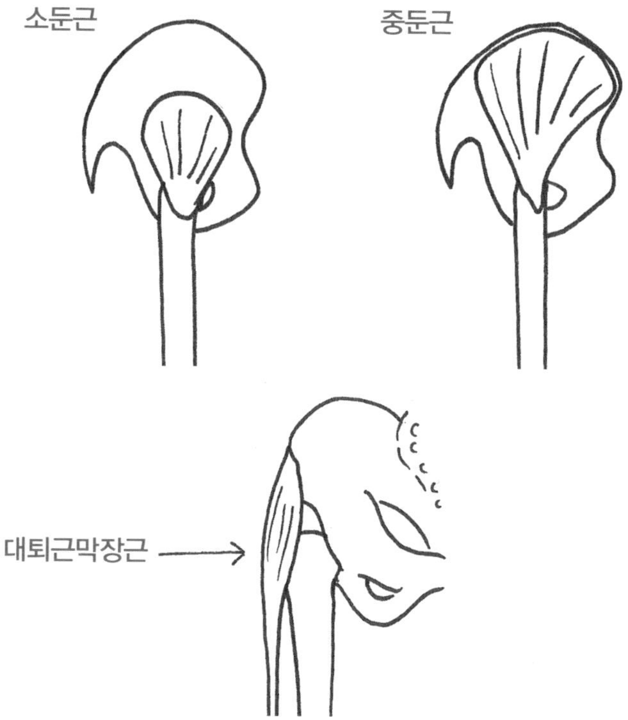

›› Case Study **조이스 : 걷는 중이 아니라 넘어지는 중이었던 지난날**

처음에 케이티가 내게 걷는다기보다 사실 넘어지고 있는 것이라 했을 땐 그 말을 받아들이기 어려웠다. 나는 매우 잘 걸을 수 있었다! 인생의 대부분을 열정적인 하이커이자 여행자로서 보낸 나인데……. 다른 사람들은 몰라도 나는 아니라고 생각했다. 그런데 몇 달 동안 나의 걸음걸이를 관찰하면서 내가 진짜로 '넘어지고 있는 중'이라는 사실을 인정할 수밖에 없었다.

나의 걸음걸이는 확실히 앞으로 넘어지듯 쏠려 있었고, 두 발은 '쿵' 소리를 내며 조급하게 땅에 떨어졌다. 잘못된 걷기에 대한 인식을 갖게 된 후에는 주의하면서 교정과 운동, 그리고 연습에 들어갔다. 한쪽 다리만으로 체중을 지탱할 수 있기 위해서는 이 모든 것들을 해내야 했다. 예전보다는 나아졌지만 아직 갈 길이 멀다. 최종 목표는 내가 원하는 바로 그곳에 아주 살며시 발을 내려놓을 수 있을 만큼 균형을 유지하며 안정적으로 걷는 것이다.

자신 있게 걷기 위한 골반 운동

골반 운동은 한 다리로 튼튼하게 서 있는 데 필요한 근육들을 단련시키기 위한 운동이다. 벽이나 의자를 가볍게 잡고 두 발은 앞으로, 양 발목은 골반 넓이만큼 벌리고 선다. 이 상태에서 체중을 발뒤꿈치에 싣고 다리를 수직으로 곧게 편다. 그런 다음 오른쪽 엉덩이에 오른손을 올려놓고 오른쪽 엉덩이 바깥쪽에 있는 근육을 사용하여 골반의 오른쪽을 아래로 향하게 해보자.

이렇게 하면 왼발이 바닥에서 떨어지게 될 것이다. 이 과정에서 양쪽 무릎을 구부리지 않도록 주의하자. 왼발이 땅에서 떨어지지 않아도 괜찮다. 될 때까지 연습하면 된다. 그리고 관찰해보자. 바닥을 딛고 있는 오른쪽 발목이 흔들리는가? 들어 올려진 왼쪽 발바닥이 자꾸 땅에 닿는가? 골반이 앞으로 빠지는가? 무릎이 구부러지는가? 균형을 유지할 수 있는가? 아니면 균형을 유지하기 위해 무언가를 반드시 붙잡아야 하는가? 이러한 증상들은 모두 걸을 때 측면 엉덩이 근육이 완전히 작용하고 있지 않다는 신호다. 이 말은 당신이 걸을 때 필요 이상으로 몸이 앞으로 쏠려 넘어지기 일보직전이라는 의미다. 어쩌면 좋은 소식일 수 있다. 둔부 근육이 튼튼해지면 부담이 적어질 수 있다는 뜻이니 말이다.

종아리 스트레칭과 더불어 골반 운동은 내가 가장 좋아하는 교정 운동인데 이유는 개선 효과가 뛰어나기 때문이다. 또한 골반 운동은 일상생활에 쉽게 접목시킬 수도 있다. 처음에는 운동으로 시작할 테지만 평소에 걸을 때에도 단계별로 적용해나갈 수 있다. 한 걸음 한 걸음이 더 많은 둔부 운동을 할 수 있는 기회다.

골반 운동을 할 때에는 동작을 제대로 하고 있는지 확인해야 한다. 바닥에서 떨어지는 다리 쪽의 허리를 이용해서 골반을 들어 올려보자(아래 그림 참

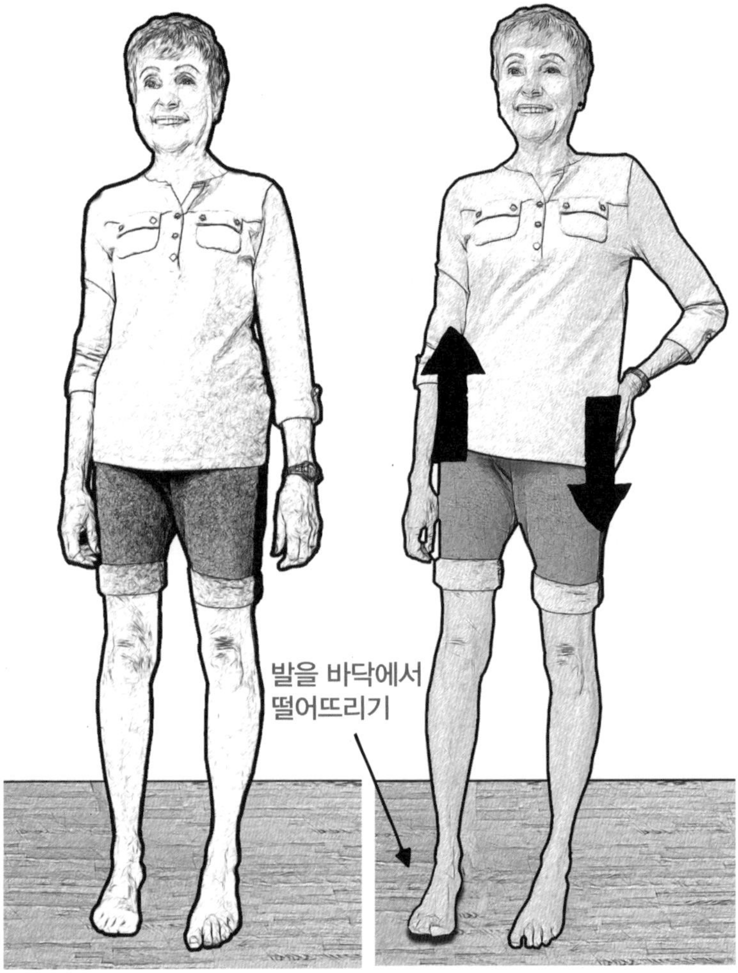

조). 그러나 서 있는 다리의 측면 엉덩이 근육을 아래로 당겨서 반대편 다리가 들어 올려져야 측면 둔부근육 강화 운동이 된다. 서 있는 다리의 측면 엉덩이에 손을 올리고 '이 부분을 단련시키는 것'이라고 스스로에게 상기시키도록 한다.

› › Case Study **셀라 :** 더 이상 넘어지지 않는 삶

내가 제일 좋아하는 교정 운동은 골반 운동이다. 수년 동안 섬유 공예 관련 일로 1년에 몇 번씩 외국에 나갈 일이 있었다. 움직임을 바꾸기 전에는 출장을 갈 때마다 계단이나 길거리에서 최소 한 번씩은 넘어졌다.

케이티와 수업을 하고 얼마 지나지 않아 나는 더 이상 넘어지지 않게 되었다. 이제는 평평하지 않은 길, 좁은 다리, 조약돌이 있는 거리에서도 제법 자신 있게 걸을 수 있다. 신체 밸런스가 놀라울 정도로 개선되었다. 골반 운동은 어디서든 할 수 있는, 도구가 필요 없는 운동이기 때문에 나는 여행을 가서도 꼭 빠뜨리지 않고 한다.

2부

나이가 들어도 관절이 늙지 않는 운동법

걸음이 날 살린다

많이 움직이고 신체가 단련될수록 몸이 편안해지고, 몸이 편안하면 또 더 많이 움직이게 되어 몸에 더욱 자신감이 생기는 선순환의 원리를 이해할 수 있겠는가?

걷기는 대수롭지 않아 보여도 모든 신체적 기능을 요구하는 작업의 근간이 된다. 또한 세상으로 나가 사람들, 자연과 소통할 수 있는 더없이 좋은 방법이다. 게다가 돈도 들지 않는다!

더 많이 움직이는 법을 배우는 것은 더 많이 걷는 법을 배우는 것과 관련이 깊다. 이 책에서는 머리, 어깨 등의 자세를 바로잡는 방법과 교정을 위한 운동법을 다루고 있다. 이는 우리가 자주 소홀히 하고 제대로 움직이지 않는 신체 부분을 강화시켜 자신감을 가지고 가볍게 걸을 수 있도록 도와줄 것이다.

더 많이 걷는 법

서 있거나 운동하는 동안 자세를 바로잡는 방법은 이미 배웠다. 그 중 많은 부분을 걸을 때에도 적용한다면 보행 시 균형과 안정감을 개선하는 데 도움을 줄 수 있다.

어느 정도 익숙해지면 다음에 언급하는 사항들도 염두에 두자. 한 번에 하나씩 집중하는 것이 가장 쉽지만, 몸이 단련될수록 여러 가지를 자연스럽게 같이 하게 될 것이다.

발은 앞으로 둔다. 자세가 불편하다면 처음에는 발을 조금 돌려보자(자세한 내용은 62~63쪽 참조).

체중은 발뒤꿈치에 싣는다. 골반이 먼저 앞으로 빠지지 않도록 주의하자(자세한 내용은 35쪽 참조).

골반은 중심에 오게 한다. 골반의 뼈 돌출부를 보면 자세를 파악하는 데 도움이 된다(옆의 측면도 참조).

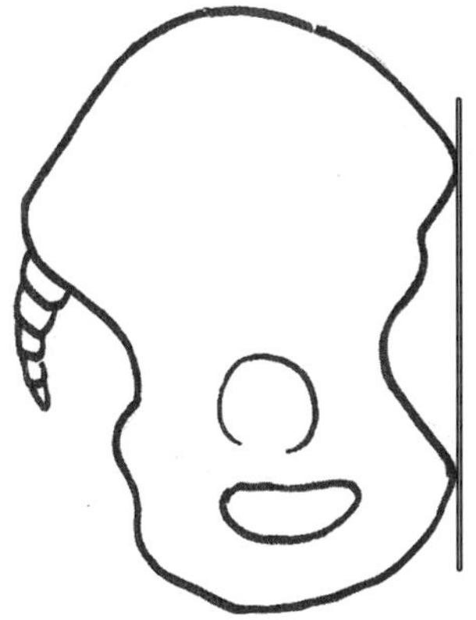

이와 같이 발과 다리를 바로잡은 후, 상전장골극ASIS(골반의 앞쪽에 있는 뾰족한 부분)과 치골이 수직이 될 때까지 골반을 움직이도록 한다. 대부분의 경우 골반을 펴서 앞쪽으로 향하게 해야 할 것이다. 그동안 골반을 뒤로 밀고 살아왔다면 처음에는 엉덩이가 튀어나오는 것처럼 느껴지겠지만 괜찮다! 엉덩이를 위로 올리면 엉덩이뼈와 근육이 더 많이 움직인다.

서 있거나, 걸어 다니거나, 무언가를 운반할 때 골반을 몸의 중심에 오도록 유지하면 엉덩이, 척추, 근육, 골반저가 체중에 가장 효과적으로 반응하게 된다.

흉곽은 중심에 오도록

흉곽을 중심에 오게 하려면 갈비뼈 아랫부분을 상전장골극, 치골과 일직선에 놓이게 하면 된다. 핵심 근육은 골반과 흉곽 사이에서 작용한다. 서 있거나 운반하는 동안 뼈대를 곧추세우면 몸통 근육이 체중, 그리고 들고 있는 물건의 무게에 가장 효과적으로 반응할 수 있다. 흉곽을 중심에 위치시키면 척추의 실제 구부러진 정도가 그대로 드러난다. 이렇게 해서 바닥에 똑바로 서 있게 되었다면 다음 단계로 넘어가보자.

턱은 당겨라

턱을 들어 올리지 말고 귀가 어깨선에 올 때까지 턱을 몸 쪽으로 당기자. 이중 턱이 생기면 올바른 위치에 온 것이다. 이렇게 하면 척추의 윗부분이 열려 흉곽을 중심에 두었을 때 나타나는 척추 구부러짐을 어느 정도 해소시킨다.

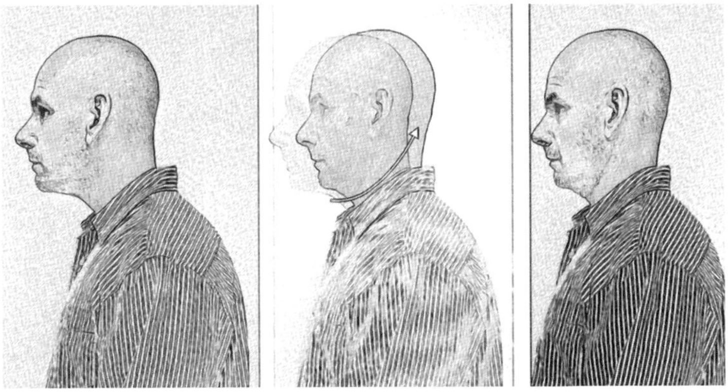

보다 편하게 걸을 수 있게 되었다면 좀 더 강도를 높여보자.

턱을 몸 쪽으로 당기기

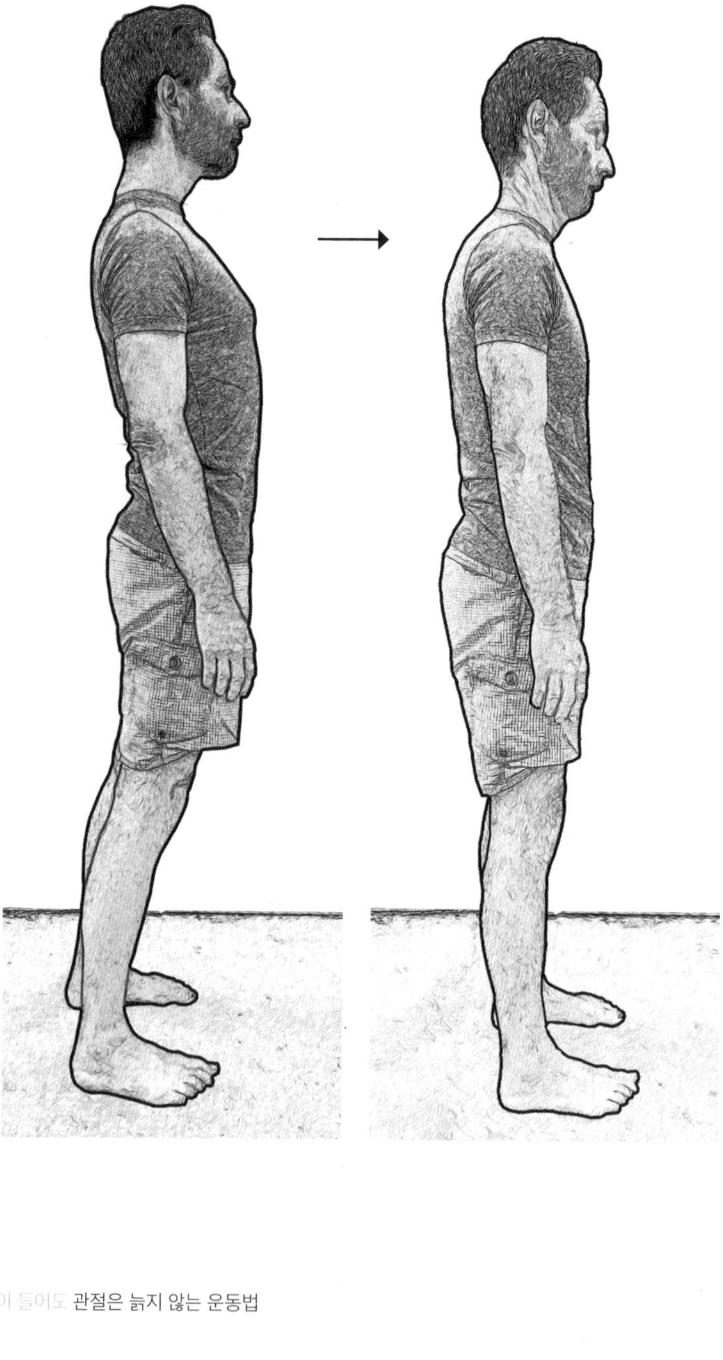

걷는 거리를 늘려라

매일 걷는 거리를 조금씩 늘려보자. 오늘 1킬로미터를 걸었다면 내일은 거기서 5~10분 더 걷도록 하는 것이다. 서서히 걷는 거리를 늘려야 한다. 만보기를 이용해도 좋고, 시간을 재거나 거리를 기준으로 삼아 목표를 정하는 것도 괜찮다. 원래 걷던 거리를 달성했을 때 조금 더 걷기 위해 스스로를 격려하게 될 것이다.

걷는 빈도를 늘려라

절대 한 번에 다 걸을 필요는 없다. 실제로 나눠서 걷는 것은 하루에 여러 번 지속적으로 움직이게 한다는 점에서 유익하다. 자주 걸으면 혈관이 튼튼해지고 혈액 순환에 도움이 된다는 연구 결과도 있다.

가령 3킬로미터를 1킬로미터씩 세 번 나눠서 걷는 것이 3킬로미터를 한꺼번에 걷는 것보다 건강에 더 좋을 수 있다. 특히 하루의 대부분을 앉아서 보내는 사람의 경우엔 더욱 그렇다.

단, 한 번에 지속적으로 걷는 것은 걷는 거리를 늘리는 데 도움이 된다. 더 많이 움직이기 위해 최소 한 시간은 걷되, 항상 10분에서 15분가량 더 걸어야 한다.

새로운 길로 뇌를 자극하라

뇌를 계속해서 활성화시키는 방법은 새로운 자극으로 놀라게 하는 것이다. 평소와 다른 길을 가는 것만으로 심리적으로 긴장하게 되고, 관찰할 게 많아진다. 같은 길을 반대로 가기만 해도 효과가 있다. 몸이 조금씩 다르게 움직여서 신체의 각 부분이 다른 방식으로 단련되기 때문이다.

언덕을 포함시켜라

언덕을 오를 때에는 평평한 길을 걸을 때와는 다른 근육과 관절이 사용된다. 따라서 오르막길이나 내리막길로 다니지 않는 것, 최소한의 경사가 있는 지형조차 피하는 것 등은 힘과 체력을 저하시키는 행동이라고 할 수 있다. 주변에 있는 가까운 언덕들을 물색하자. 경사진 차도 혹은 동네 공원의 언덕 또한 괜찮다. 일주일에 두세 번은 경사진 언덕을 걷도록 하자.

함께 걷는 '모임'을 만들어라

건강에 있어서 우리는 사람에 대한 부분을 종종 간과한다(보다 상세한 내용은 159~160쪽 참조). 사실 우리가 불편함 없이 움직이기를 원하는 것은 세상에 나가서 사랑하는 사람들과 함께하기 위해서다. 운동을 위한 시간과 약속 시간을 따로 잡지 말고 이 두 가지를 합쳐서 인생의 행복을 두 배로 만들어

보자! 함께 걸을 친구를 찾거나 아예 함께 걷는 모임을 만들어보는 게 어떨까?

단순히 운동만 하는 것보다 다른 일을 같이 할 때 더 많이 걸을 수 있고, 새로운 길을 가거나 언덕을 오를 때 색다른 재미가 있다. 대화하고, 웃고, 다른 사람들의 이야기를 듣는 것은 대인관계에 매우 유익하다. 게다가 친구나 모임의 사람들과 일정을 잡으면 걷기에 대한 책임감이 더 생기므로 더 많이 걸을 가능성이 있다!

Tip. 계단은 언덕이 아니다

계단으로도 오르내릴 수 있지만 계단에서 몸을 사용하는 방식은 언덕에서 몸을 사용하는 것과는 다르다. 계단은 평평하고 일정한 높이와 길이로 되어 있어 몸을 특정하게 움직이게 되는데 이 자세가 무릎에 부담이 되는 경우가 종종 있다. 계단을 쉽게 오르내리려면 계단을 이용할 때 자세에 유의해야 한다(127~129쪽 참조). 또 하나의 방법은 언덕에 익숙해지는 것이다. 언덕이 두렵지 않게 되면 계단을 훨씬 더 수월하게 이용할 수 있을 것이다!

'자연'을 일상적으로 가까이 하라

자연 환경은 많은 치유 효과가 있는 것으로 알려져 있다. 최근의 연구에 따르면 녹지가 우거진 녹색 공간과 물이 흐르는 청색 공간은 골드너에게 특히 좋다고 한다. 보통 사람들은 '모든 일상으로부터의 탈출'을 위해 자연으로 여행을 가지만 골드너에게는 자연을 접하는 것이 일상이 되어야 한다.

《자연이 골드너의 삶의 질에 미치는 영향에 대한 연구A Study Examining the Effect of Nature on the Quality of Life of Goldener》의 저자인 제시카 핀레이Jessica Finlay는 이렇게 말했다. "우리는 65세~86세 사이의 노인을 대상으로 그들의 일상생활을 깊이 들여다보았다. 물소리, 꽃에 앉은 벌 소리와 같이 비교적 평범한 일상적 경험이 전신 건강에 얼마나 큰 영향을 미치는지를 발견한 연구였다."

제시카 핀레이는 현재 미네소타대학교에서 지리학과 노인학 전공으로 박사 과정을 밟으며, 인류에 의해 인공적으로 형성된 환경이 노년의 건강에 미치는 영향을 조사하고 있다. 제시카는 이렇게 덧붙이기도 했다. "일상에서 녹색과 청색 공간에 대한 접근성이 높으면 노인들이 문밖으로 쉽게 나간다. 이러한 환경은 그들이 신체적, 정신적, 사회적으로 활발하게 활동할 수 있도록 동기 부여를 하고, 만성질환, 장애, 외로움 등을 해소하는 데 도움을 준다."

걸어 다닐 수 있는 동네 공원이나 연못을 찾자. 아니면 조류 또는 식물에 대한 정보를 나누는 지역 사회의 모임이나 동호회에 가입하여 자연 속에서 사람들과 함께하는 일석이조의 기회를 만들자. 삼림욕을 하면서 숲에서 친구를 만나보는 것은 어떤가? 그저 나무 주위를 돌아다니는 것만으로 건강에 긍정적인 효과를 미치는 것이 바로 삼림욕이다!

'다양한 지형'에 대비하라

자연에서 마주하게 될 평탄하지 않은 울퉁불퉁한 지형이 걱정된다면 평소에 다양한 질감을 찾아 훈련하자. 발 운동과 '베개 기차' 훈련을 한 뒤(베개 기차 훈련에 대한 정보는 104쪽 참조) 발과 발목의 움직임을 부드럽게 하기 위해 보도 옆 잔디밭에서 걷기를 시작해보자.

내가 이제껏 해온 한 가지 운동법은 한 발은 울퉁불퉁한 지형에, 다른 한 발은 보도블록에 올려놓고 주의하며 10~20걸음을 걷는 것이다. 발과 무릎, 엉덩이가 이렇게 고르지 않은 지형에 익숙해질 것이다. 평평하지 않은 지형을 걸어봐야 울퉁불퉁한 지형에서 걷는 능력을 기를 수 있다!

목적을 가지고 걸어라

매일 걷기 위한 가장 좋은 방법은 산책을 유용하게 만드는 것이다. 볼일이 있거나 약속이 있을 때 다른 교통수단을 이용하는 대신 걷기를 시작하면 걷는 거리가 자연스럽게 늘어난다. 걷기에 너무 먼 거리라면 주차를 조금 떨어진 곳에 하거나, 버스에서 몇 정거장 전에 먼저 내려서 조금이라도 걸을 수 있도록 하자.

› › Case Study **셸라 :** 튼튼한 두 다리로 즐기는 독립적인 생활

5년 전에 차를 도난당한 적이 있다. 몇 개월이 지난 후, 나는 새 차를 구입하지 않기로 결정했다. 아직 면허가 있고 필요하다면 운전을 할 수 있지만 차 없이도 아주 잘 돌아다닐 수 있다는 사실을 깨달았기 때문이다. 가끔 택시나 우버Uber(스마트폰 앱을 통해 택시가 아닌 일반 차량을 배정받을 수 있는 교통 중개 서비스–옮긴이)를 이용하면 차를 유지하는 것보다는 더 경제적이다. 내가 사는 벤투라의 미드타운은 교통의 중심지이며 슈퍼마켓, 쇼핑센터가 모두 2킬로미터 이내에 위치해 있다. 무거운 물건은 바퀴 달린 장바구니로 운반하면 된다.

중심부에 살고 있고, 친절한 친구들과 친척들이 주변에 많이 있기 때문에 필요할 때는 언제든지 집 근처에서 차를 얻어 탈 수 있다. 게다가 우리 집에서 두 블록만 가면 버스 정류장이 있다. 내가 사는 곳에서는 75세 이상은 버스비도 무료다! 무엇보다 중요한 것은 이렇게 차 없는 생활을 하

면서 내가 유연성과 계획성, 그리고 감사할 줄 아는 마음을 갖게 되었다는 것이다. 몇 킬로미터를 무리 없이 걸을 수 있게 된 걸 보면 건강을 위해서도 매우 유용한 결정이었다. 독립을 위한 진정한 열쇠는 운전을 하는 것보다 걸을 수 있다는 것이다.

장애물, 피할 수 없다면 대비하라

장애물이 있으면 넘어질 위험성이 커진다고 볼 수도 있다. 그래서 '건강하게 나이 들기'에 대한 많은 접근법들은 가정에서 러그, 모서리가 높은 물건, 전기 코드 등의 물건부터 제거하라고 얘기한다. 하지만 그렇다고 해서 모든 장애물들을 제거해버리면 이에 대한 적응력, 즉 장애물에 반응하는 데 필요한 힘과 속도를 기르는 기회 또한 제거하고 마는 것이다. 항상 장애물이 없는 환경을 유지한다면 실제로 나중에 더 쉽게 넘어지는 결과를 초래할 수 있다. '안전한 움직임'은 집 안에서만 해당되며 당신이 집 밖으로 나가서 즐길 수 있는 능력을 저하시킨다. 이 딜레마에 대한 해결책은 '세심하게 계획된 장애물 훈련'이다.

넘어질 위험성이 있는 물건을 집 안에 놔두라는 뜻이 아니다. 다만 운동

스케줄에 장애물 훈련을 추가해도 좋다는 것이다. 자, 쉽고 안전한 장애물부터 시작해보자.

테이프로 만든 평균대

사전 균형 훈련을 위해 바닥 중앙에 테이프를 붙이고 그 위를 걸어보자.

베개나 쿠션

깨끗한 바닥에 베개, 쿠션, 접은 수건이나 담요와 같이 낮고 넓고 부드러운 물건을 기차처럼 한 줄로 깔아놓고 그 위를 맨발로 걷는 연습을 하자.

큰 장애물

'베개 기차'로 훈련을 마치면 큰 물건들을 추가하여 걸어보자. 작은 책 더미로 시작하여 민첩성이 키워지면 조금 더 큰 물건들을 추가하자.

작은 장애물

'베개 기차' 위에 둥글고 부드러운 돌을 올려놓고 천천히 걷는 연습을 하라. 푹신한 표면에 올려두면 충격을 줄일 수 있다. 익숙해지면 요가 매트, 카펫, 나무로 된 마루 위에서 시도해보자. 이 단계로 넘어갈 때는 천천히!

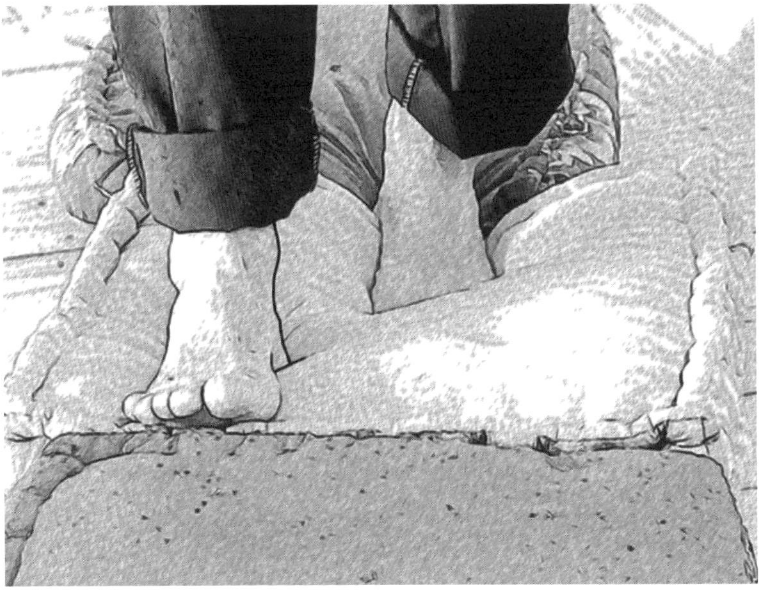

신발을 벗어라

착용하는 신발에 따라 근육이 어떻게 작용하고 얼마나 일해야 하는지가 결정된다. 신발을 벗고 실내 운동을 하면 몸이 균형을 이루기 위해 하는 일의 양을 늘릴 수 있다. 몸에 있는 근육의 25퍼센트는 발목 아래에 있다. 신발을 벗고 발을 깨움으로써 그동안 활성화되지 않은 근육들을 균형을 잡는 일에 참여시킬 수 있다. 맨발로 걸을 때, 특히 신경통이 있는 경우 날카롭거나 뾰족하고 위험할 수 있는 물건을 치워놓자(발과 관련된 운동 및 정보는 1부를 참조).

근육의 긴장을 풀어라

하지 말아야 할 때 불필요하게 긴장하며 일을 하는 근육이 있다. 어떤 때 어떤 근육이 쓸데없는 일을 하는지 확인하고 경계하자. 무릎이 구부러지거나 발가락이 오그라들고 목과 어깨에 힘이 들어가는 것은 우리가 불안정할 때 흔히 볼 수 있는 증상이다. 그러나 이러한 동작이 만성적인 습관이 되면 올바른 걸음걸이에 치명적인 악영향을 미친다. 생각해보자. 균형 운동으로 발달시킨 근육 패턴은 실제로 균형을 잡아야 할 때 다시 나타난다.

예를 들면 한 발로 서 있을 때 발가락이 움츠러들면 보행할 때의 균형 단계에서도 똑같이 할 확률이 높다. 이러한 습관은 새로운 정보에 대처하는 발의 능력을 저하시키고 새로운 환경에 적응할 수 없게 만들어 결국 균형을 해치는 결과를 초래한다.

돌멩이가 보도로 굴러들어 왔을 때, 움츠린 발가락이 그 정보를 인지하지 못한 채 뇌에 전달한다면 돌멩이에 걸려 넘어질 가능성이 커진다. 많은 골드너들이 그렇듯이 발가락이 뻣뻣하게 굳었다면 운동을 하는 동안에 그 습관을 오히려 강화하고 있는 것은 아닌지 살펴볼 필요가 있다. 더 건강해지자고 운동을 하는 것이 아닌가!

장기간에 걸쳐 이런 식으로 대처하다 보면 발가락만 계속 오그라들고 엉덩이 근육은 한 번도 사용하지 못할 수도 있다. 안정적인 균형을 유지하려면 발가락을 움츠릴 것이 아니라 허벅지 근육에 전체적으로 접근해야 한다.

균형 운동을 하는 동안 발가락을 움츠리지 않도록 주의를 기울이자. '넘어짐에 대한 두려움'으로 인한 반사 작용이 보이면 그 근육의 긴장을 풀어라. 1분 동안 골반 운동을 하면서 50번 이상 발가락이나 어깨의 긴장을 풀어주어야 할 수도 있다. 하지만 도움이 되지 않는 습관은 잘 인식할수록 그만큼 빨리 바꿀 수 있다.

매일 하는 전신 운동에 답이 있다

걷기는 우리의 행동 중 가장 중요한 움직임 가운데 하나이다. 하지만 걷기 외에도 우리가 매일 행하는 기능적인 전신 동작들이 있다. 일어서고, 앉고, 운반하고, 들어 올리고, 팔을 뻗고, 계단을 이용하고, 발가락을 만지는 등의 행동이다. 이 동작들은 무릎, 엉덩이, 어깨까지 활성화시키고 좀 더 다양한 활동으로 응용하도록 돕는다.

앉았다 일어날 때 더 편안하려면

바닥이나 의자에서 편안하게 일어서는 능력은 너무 과소평가되고 있다. 많은 사람들의 경험에 비추어볼 때, 이 능력을 잃어버리게 되면 매우 후회할 것이다. 다행인 것은 이 능력이 사라진 것이 아니라 수십 년간 제대로 사용하지 않아 잠시 쉬고 있다는 것이다. 앉았다 일어서는 동작은 몸을 바닥에서 들어 올릴 수 있을 만큼의 관절 가동성과 충분한 근력을 필요로 한다.

우리 같은 어른은 무게도 만만치 않다. 많은 골드너들이 앉고 일어서는 과정을 어렵게 생각한다. 당신이 이들 중 한 명이라도 걱정할 필요는 없다. 다양한 연령대의 많은 사람들이 바닥에서 편안하게 일어나는 능력을 잃어버렸기 때문이다. 침대, 소파, 의자는 편안함을 제공하는 대신 우리를 바닥에서 멀어지게 했다. 가구로 인해 오랜 기간 하지 않게 된 동작들을 다시 천천히 시작해야 한다. 팔과 다리, 엉덩이에 충분한 근력이 생겨 보다 수월하게 움직일 수 있을 때까지 말이다. 바닥에 잘 앉지 않는 사람이라면 근력 강화를 위한 이 운동을 의자에서부터 시작해보자.

› › Case Study **로라 :** 다른 이의 움직임에서 내 움직임을 보다

최근에 그룹 수업으로 이 운동들을 가르치고 있다. 내 코칭 전략은 내가 지속적으로 겪고 있는 문제를 완전히 공개하고, 어떻게 이들을 극복하는지를 알려주는 것이다.

학생들은 내가 마을에서 걸어 다닐 때 잘못된 점이 있으면 바로 알려준다. 내게서 잘못된 점을 본다면 자신들이 행동할 때도 더 주의하게 될 것

이다. 콘서트에 갔을 때의 일이다. 휴식 시간에 학생 한 명이 다가와서 이렇게 말했다. "선생님, 일어설 때 팔을 사용하시던데요. 그게 제일 좋은 방법인가요?" 그 학생의 말을 듣고 나는 빙그레 미소를 지었다. 우리는 이렇게 서로의 코치가 되어 긍정적인 영향을 주고받는다.

의자에 앉아서 하는 스쿼트

의자에서, 차에서, 화장실 변기에서, 당신은 이미 하루에 몇 번씩 일어나고 있다. 일어서는 모습을 보면 어떤 근육을 사용하고, 어떤 근육을 사용하지 않는지 알 수 있다. 일반적으로 큰 힘을 들이지 않고 일어서는 방법은 다음과 같다.

- 반동을 이용한다(으샤! 하고 추임새를 넣으면서).
- 팔로 바닥을 짚고 밀어낸다.
- 팔로 몸을 끌어올린다.
- 허벅지 앞쪽 근육을 쓰기 위해 체중을 앞쪽에 싣는다.

이들 방법 중 이미 활용하고 있는 것들이 있는지 확인하면서 몇 번 앉았다 일어나기를 반복해보자. 다음은 더 많은 근육을 사용하기 위한 전략이다.

- 반동을 줄인다(몸을 천천히 일으킨다).
- 일어날 때 체중을 뒤쪽에 싣는다(발가락이 아닌 발뒤꿈치를 꾹 눌러준다).
- 가슴을 활짝 펴고 팔을 앞으로 뻗는다.
- 무릎을 골반 넓이로 맞춘다(무릎 사이가 좁아지지 않도록 하자).

이 일어나기 전략을 일상에 적용하는 가장 좋은 방법은 우선 운동으로 시작하는 것이다.

골드너가 알려주는 Tip. 반동 없이 일어날 수 없다면

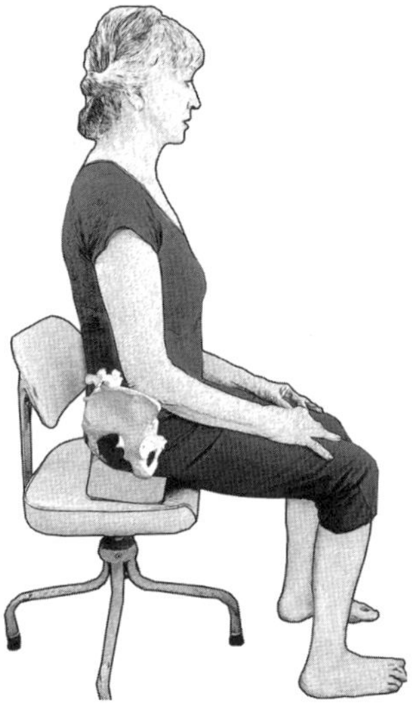

반동 없이는 의자에서 못 일어날 경우, 혹은 일어설 때 통증이 생길 경우에는 수건이나 책, 요가 블록을 자리에 올려서 조금씩 몸을 들어 올려라. 신체가 단련될수록 지탱에 필요한 물건의 높이를 줄일 수 있다.

› › Case Study **로라 :** 한 단계씩 성장하는 기쁨

처음 일어서는 운동을 할 때 두 무릎이 자꾸 닿으려 했다. 요가 블록 두 개를 추가해 좌석의 높이를 높였더니 일어서거나 앉을 때 무릎을 일렬로 유지할 수 있었다.

다음 날에는 블록 하나만 사용했고 사흘째에는 소품이 전혀 필요하지 않았다. 전처럼 무릎이 닿는 일이 사라졌고, 심지어 이를 알아채지도 못했다. 가장 빨리 성공한 '교정'이었고, 매우 만족스러웠다.

단단한 의자에 앉아 시작하자. 의자의 앞쪽 모서리에 걸터앉은 상태에서 골반 윗부분을 앞으로 향하게 한다. 그리고 발목이 무릎 바로 아래에 놓이도록 발을 내려놓는다.

팔을 앞으로 뻗고 몸통을 앞으로 기울인다. 몸무게를 발뒤꿈치에 싣고 천천히 일어섰다가 다시 천천히 앉는다. 일단 주의를 기울이기 시작하면 우리가 하루에 수도 없이 일어서고 앉는다는 사실을 알게 될 것이다.

운동으로 어느 정도 훈련이 되었다면 다음 단계는 일상에 녹아들게 하는 것이다. 평평한 의자나 변기에서 일어서거나 앉을 때마다 적용해본다. 나와 같이 일하는 사람들은 일상에서 일어서고 앉는 모든 동작을 근력 향상 운동으로 활용하고 있다.

①

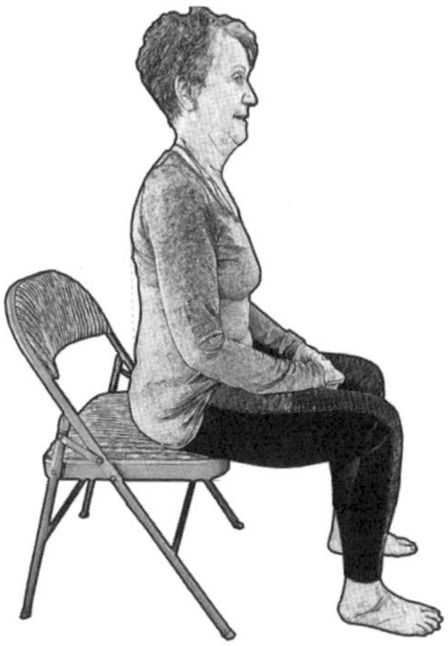

②

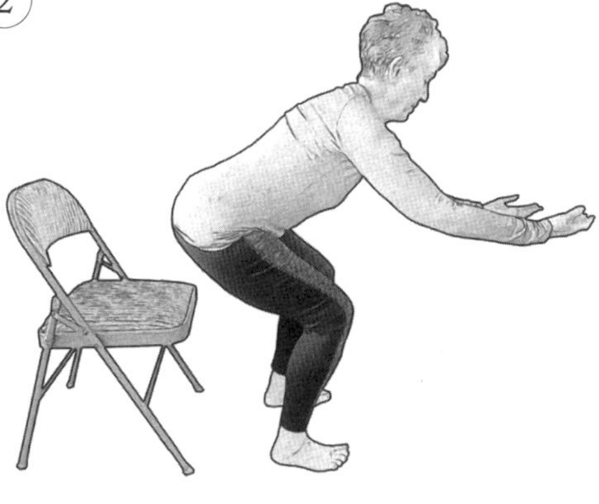

③

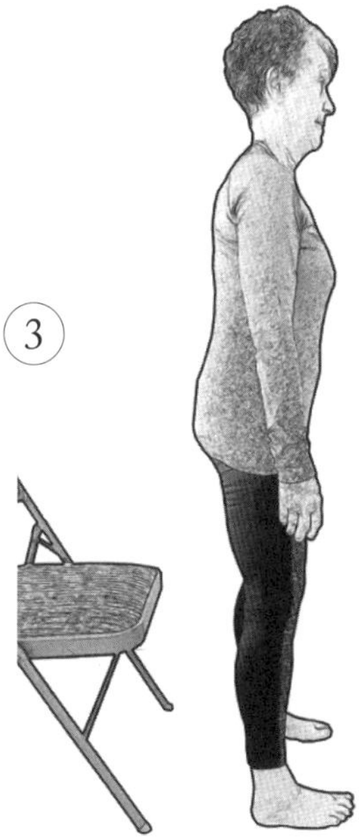

Tip. 아늑한 의자

우리 집에 있는 의자 중 상당수는 아늑하고, 푹신하고, 쿠션이 있으며 쉽게 풀썩 주저앉을 수 있는 것이다. 우리를 기분 좋게 만들어주지만 최고의 운동 영양소를 제공하지는 못한다는 점에서 가구의 디저트 버전이라고 할 수 있다.

이런 의자들에서 일어서고 앉는 것은 까다로울 수도 있다. 근육을 사용하는 데 도움이 되는 신체 정렬에 용이하지 않기 때문이다. 신체 강화를 위해서는 하루 종일 앉았다 일어서는 데 더 많은 노력이 필요한 딱딱한 의자를 사용하고, 쿠션 있는 아늑한 의자는 맘껏 늘어지고픈 어느 하루를 위해 남겨두자.

앉고 일어설 때 필요한 근육 단련법

요가나 필라테스처럼 바닥에서 하는 동작이 있는 운동을 정기적으로 하는 경우에는 바닥에 앉고 일어서는 동작이 어렵지 않을 것이다. 만약 당신이 여기에 해당된다면 이제 어떻게 일어나고 있는지를 살펴보자. 가장 많이 의존하는 다리나 팔이 어느 곳인지 확인하자. 의지하는 곳이 더 튼튼한 팔다리일 것이다. 다른 쪽 다리와 팔로 바꿔도 같은 자세를 유지할 수 있는

지도 확인해보자.

지금까지는 간과했을지 몰라도 바닥은 최고의 운동 장비이다. 다음에 소개하는 몇 가지 동작은 일상적으로 실행할 수 있는 것들이다. 매일 한 가지씩 실천하고 과정을 기록하자.

- 바닥에 앉았다 일어나기를 연속해서 10회 한다.
- 바닥에 앉은 상태에서 6회 일어나되, 매회 의존하는 손과 발을 바꾼다.
- 바닥에 누워서 등으로 3회, 복부로 3회 몸을 일으킨다.

더 뻗으면 더 운동한다

집에 있는 가구가 하체 근육과 관절을 덜 사용하게 만드는 것처럼 집의 구조 또한 팔을 덜 사용하게 만든다. 골드너의 집뿐만 아니라 오늘날 대부분의 평범한 집들에 해당하는 사실이다. 나는 요리에 필요한 모든 물건에 접근하기 쉬운 주방을 갖춘 집에서 자랐다. 그 주방에서는 무엇이든 쉽게 찾을 수 있었을 뿐만 아니라 쉽게 닿을 수 있었다.

그런데 '접근이 쉽다'라는 말은 '움직임이 덜 필요하다'라는 말과 다름없다. 몸을 더 움직이려면 부엌의 물건들을 재배치해서 물건을 더 멀리 두는 것이 좋다. 마구잡이로 어지럽혀서 식사 때마다 물건들을 찾느라 시간을 낭

비하라는 말이 아니다. 단지 재배치를 통해 일상생활에서 조금이라도 더 자주, 더 높게 손을 뻗고, 앉고, 구부리면서 더 많이 움직일 수 있는 기회를 만들라는 것이다.

시작하기에 앞서 물건의 재배치를 위한 몇 가지 조언을 보자.

- 커피나 차는 찬장의 높은 선반 위에 둔다.
- 머그잔은 낮은 곳에 놓는다.
- 접시는 찬장 안쪽 깊숙한 곳에 둔다.
- 냉장고 안의 물건들을 재정리해서 가장 많이 사용하는 재료는 가장 닿기 어려운 곳에 배치한다.

아버지 집에서 저녁을 먹을 때 나는 어떤 와인을 찾다가 아버지가 내 조언대로 싱크대 아래에 와인을 보관하고 있는 것을 발견했다. 그때 아버지는 웃으면서 말씀하셨다. "네 말대로 하니까 확실히 어깨와 허리를 더 많이 움직이게 되더라!"(얘기했는지 모르겠지만, 운동에 대한 나의 사랑은 아버지로부터 물려받은 것이다. 아버지는 잠시라도 틈만 나면 나를 데리고 산책을 나가셨다.)

물건을 운반할 때 유의할 점

많은 사람들이 무언가를 운반할 때 등이나 어깨에 통증을 호소한다. 근육을 더 효율적으로 사용하기 위해 서 있는 방식을 교정하는 것처럼, 무언가를 운반할 때의 자세 또한 다리, 몸통, 상체를 더 효율적으로 사용할 수 있게 교정해준다. 자세에 주의하자.

- 발을 똑바로 편다.
- 몸무게는 발뒤꿈치에 싣는다.
- 오른쪽 다리와 왼쪽 다리 사이 중간에 무게 중심이 오도록 한다.
- 골반을 중심에 둔다.
- 흉곽이 중심에 오도록 한다.

물건을 향해 팔을 뻗어 잡고 운반하려면 튼튼한 어깨 근력과 기동성이 요구된다. 그런데 알다시피 어깨 근력과 기동성은 팔을 많이 움직여야 생기는 것이다. 물건을 운반하려면 팔과 몸통 근육이 서로 잘 작동해야 하는데, 이 근육들은 안정된 몸통에서 발달된다. 걷거나 서 있는 동안 흉곽을 아래로 유지하고자 하다 보면 처음에는 조금 구부정하게 느껴질 수도 있다. 우리가 등 위쪽의 과도한 만곡을 가리기 위해 가슴, 정확하게는 흉곽을 들어 올려서 똑바로 서 있는 것처럼 보이게 하기 때문이다. 머리를 들어 올려 엉덩이와 일렬이 되게 하면 척추에 과도한 굴곡이 생기고 동시에 허리 아래쪽에 심한 압박을 준다.

다음은 어깨와 척추 윗부분의 기동성(갈비뼈를 아래로 내리고 머리는 위로)과 상체의 힘을 향상시키기 위한 운동이다.

턱을 뒤로 당겨라

이 자세 교정은 매우 중요하고 효과적이므로 재차 강조해야겠다. 인간의 머리는 무겁다. 머리는 무거운데 상체는 약하고, 거기에 컴퓨터와 책을 보는 시간이 크게 늘어나면서 점점 거북 목이 되어 머리가 몸보다 앞으로 튀어나온 사람이 많다.

많이 움직이고 자세를 교정하면 상황을 개선하는 데 도움이 되겠지만 상체 정렬에 대해서도 따로 신경을 써야 한다. 걷거나 줄 서서 기다릴 때, 컴퓨터 앞에 앉아 있거나 운전할 때 가능하면 자주 뒷목을 길게 늘이는 동시에 턱을 뒤로 당겨보자. 이 동작은 머리의 위치를 바꿀 뿐만 아니라 머리를 지탱하기 위해 존재하는 근육을 사용하게 만든다.

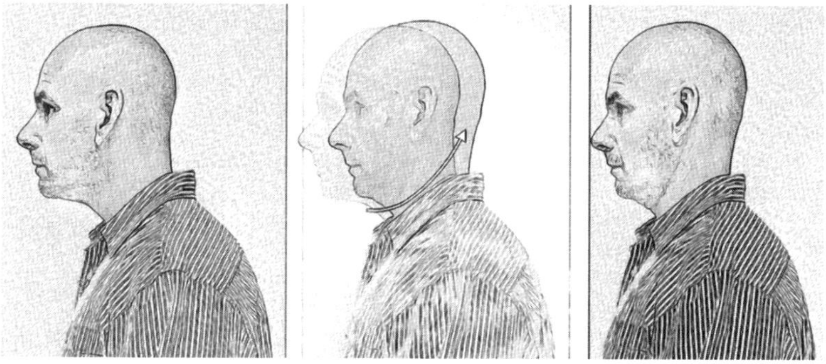

Tip. 삼키는 것도 운동이다

먹을 때 삼키기 힘들고 목이 메는 것은 골드너들 사이에서 흔히 발생하는 현상이다. 이 현상은 목구멍을 포함하여 모든 근육의 전반적인 약화가 원인으로 치부되는 경우가 많다. 물론 이것이 원인일 수 있지만 구강에서 위장에 이르기까지 음식이 움직이는 각도는 음식을 삼키는 데 영향을 미친다.

우리는 음식이 단지 위장으로 내려간다고 생각하지만 실제로 음식이 삼켜지는 과정은 두 단계로 나뉜다. 입 앞에서 목구멍까지는 수평으로 이동한 후에 목구멍 아래로 수직으로 이동하는 것이다.

머리가 자주 앞쪽으로 나오면 턱을 약간 들어 올릴 뿐만 아니라(다중 초점 렌즈 안경으로 볼 때 머리가 어떻게 움직이는지 생각해보자) 목구멍이 대각선이 되게 하는데, 이러한 자세는 결과적으로 음식물의 이동을 어렵게 만든다.

다음에 식사를 할 때는 머리의 위치가 목구멍의 위치와 직접적으로 연관되어 있으며 음식이 이동하고 안전하게 섭취되는 데 필요한 공간과 작업에 영향을 줄 수 있다는 사실을 기억하자. 잘 씹고 분해해야 하는 것은 물론이고, 먹을 때의 자세를 확인하고 차이가 있는지 관찰해야 한다.

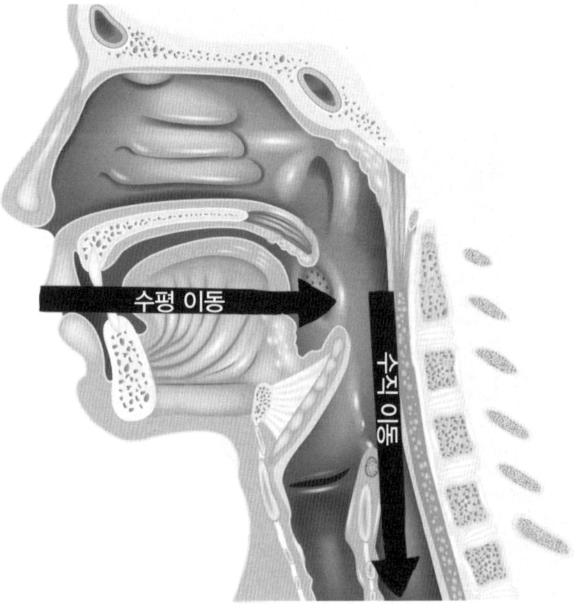

누워서 하는 가슴 스트레칭

늑골이 바닥을 향하도록 받침대나 베개에 비스듬히 기댄 상태에서 시작하자. 먼저 다리를 똑바로 편다.

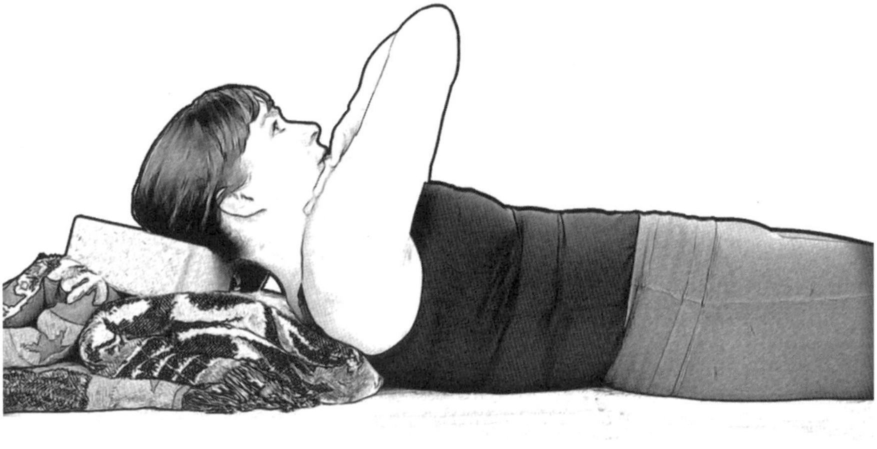

손바닥을 위로 향하게 하고 팔꿈치를 천장 방향으로 돌리면서 양쪽으로 팔을 뻗는다. 팔과 손등을 바닥 쪽으로 내리고 팔꿈치를 약간 구부려보자. 두 팔을 가능한 만큼 최대한 벌린 후, 천천히 머리 쪽으로 움직인다.

할 수 있는 만큼 한 후 이번에는 엄지손가락이 바닥에서 떨어지지 않는 범위 내에서 가능한 만큼 움직여보자.

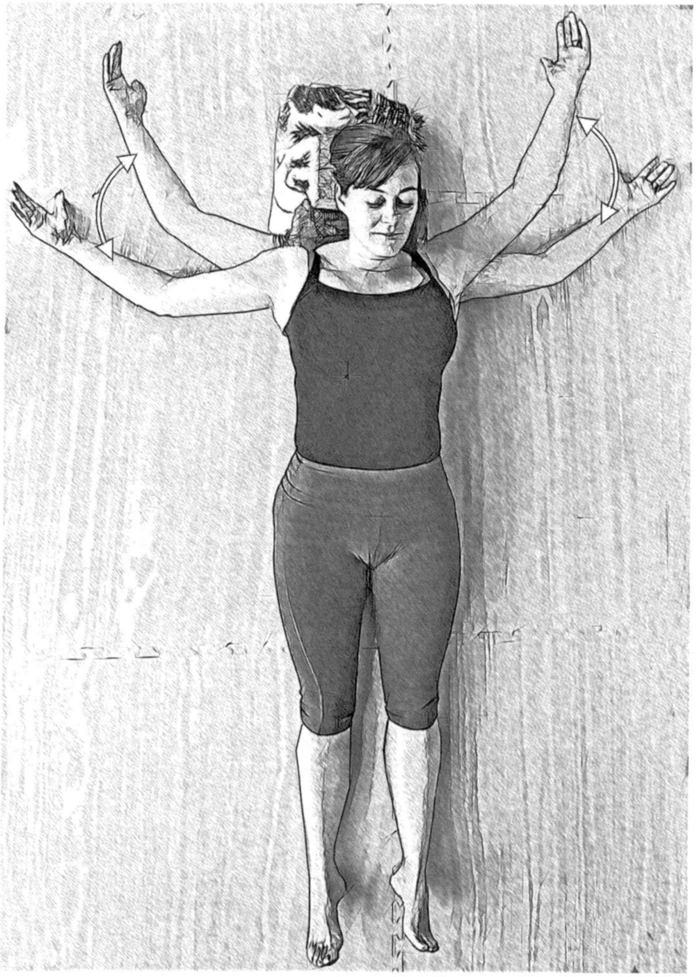

이 동작을 어느 정도 했으면 흉곽 위치를 확인하며 몇 번 더 시도하자. 갈비뼈가 아래에 머물러 있는지 확인하고 팔이 머리 위로 올라갈 때 갈비뼈가 올라가지 않도록 주의해야 한다.

서서 가슴 스트레칭하기

벽이나 탁자, 의자 뒤를 마주보고 선다. 높게 시작하여 점차 낮추는 것이 좋다. 두 손을 벽, 또는 다른 지지대에 대고 팔이 완전히 펴질 때까지 천천히 위로 올리고 가슴은 팔 사이로 내린다. 가능하다면 발가락을 자유롭게 움직일 수 있게 다리를 곧게 펴고 발뒤꿈치 쪽으로 몸무게를 싣는다. 그런 다음 목에 긴장을 풀고 고개를 아래로 떨군다.

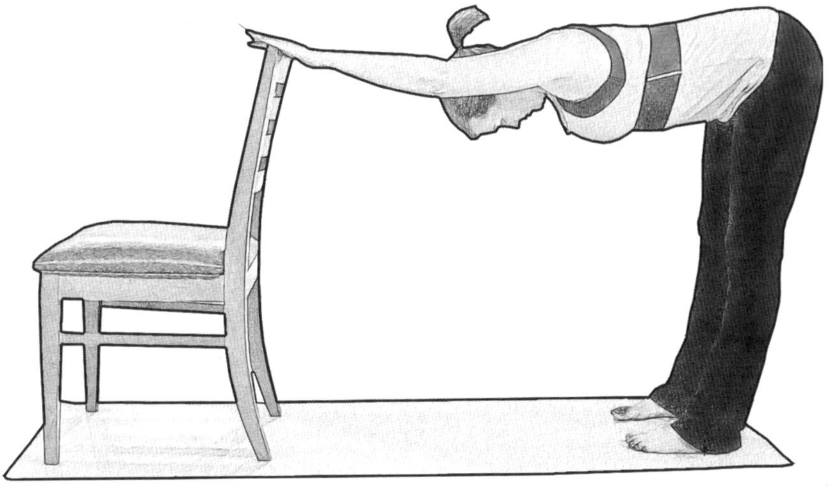

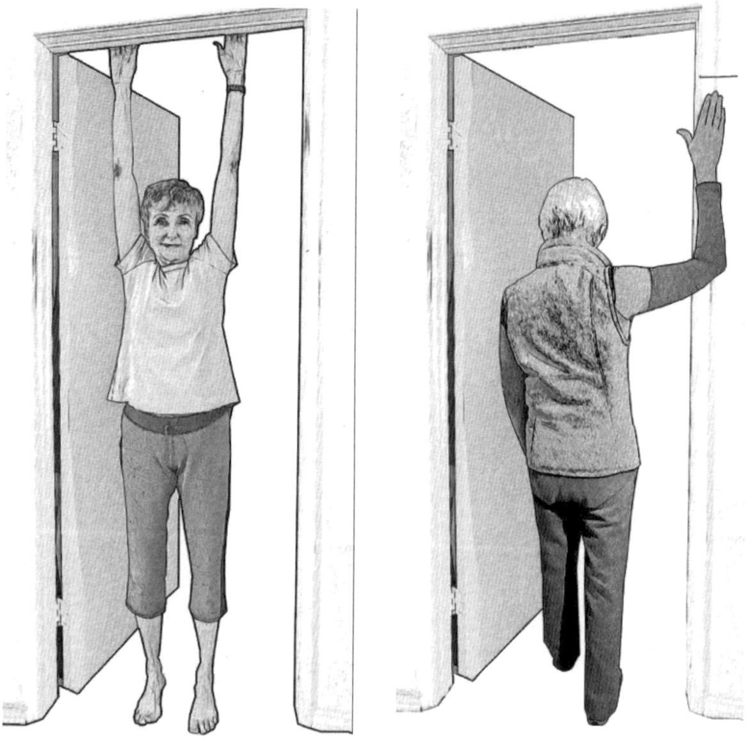

문을 이용한 팔 스트레칭

문 위에 있는 벽에 닿을 때까지 두 팔을 뻗어 올리고 가능한 한 흉곽을 아래로 내리자. 두 팔을 같이 올리기 힘들다면 한 번에 한 팔씩 문의 오른쪽 벽에 손을 대고 손가락을 최대한 멀리 당겨 올린다. 갈비뼈를 낮추면 팔과 어깨의 움직임이 강화된다. 양쪽 팔을 번갈아가며 반복하자.

팔꿈치의 위치를 확인하자. 항상 바깥쪽으로 향해 있는가? 팔꿈치를 똑바로 세우고 팔, 어깨, 몸통의 움직임이 어떻게 변하는지 확인하자. 일어나서 더 많이 움직이다 보면 방문 또한 자주 드나들게 될 것이다. 그럴 때마다 10초에서 15초 정도씩 이 운동을 반복하면서 팔과 어깨를 새로운 방식으로 더 많이 움직이는 기회로 활용하자.

갈비뼈 사이의 근육을 강화하라

숨은 여러 가지 방법으로 들이마시고 내쉴 수 있는데 그중 한 가지 방법은 갈비뼈를 움직이는 호흡법이다. 흉곽에 있는 근육을 강하게 유지시켜주고 기침 등을 할 때 유용하며, 건강한 호흡 체계에 필수적인 동작이다. 이 부분을 활성화하고 강화시키려면 다음 운동을 해보자.

정렬된 자세로 앉거나 서서 탄력 있는 밴드나 스타킹을 흉부 근육이나 가

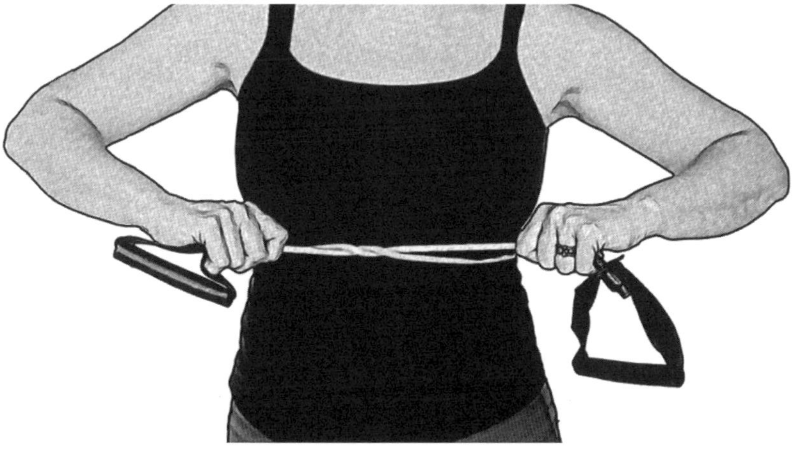

슴 바로 밑, 브래지어 끈이나 심장박동 측정기 착용 높이에 단단히 매자. 아무것도 없으면 손을 엉덩이 위로 올려놓은 다음 흉곽 옆까지 밀어 올리면서 가볍게 눌러 흉곽을 좁게 유지시킨다.

천천히 숨을 들이마시면서 흉곽을 확장하여 밴드를 늘여보도록 한다. 숨을 들이마셔도 밴드의 압박이 느껴지지 않는다면 밴드를 조금 더 단단히 묶고 다시 시도하자. 숨을 내쉬면서 의식적으로 흉곽이 밴드에서 멀어지게끔 끌어당겨 갈비뼈가 좁아지도록 한다. 반복하면서 숨을 내쉴 때마다 갈비뼈를 안쪽으로 집어넣는다.

이제 숨을 내쉬는 대신 같은 위치에서 천천히 기침을 하고 갈비뼈를 안쪽으로 집어넣는다. 호흡, 특히 숨을 내쉬는 것이 갈비뼈 사이와 복부를 가로지르는 근육을 자극하는 것을 느낄 수 있을 것이다.

이렇게 탄력 밴드를 이용하면 근육들을 찾고 사용하는 법을 알 수 있다. 어느 정도 익숙해지면 밴드의 도움 없이도 운동을 할 수 있다.

› › Case Study **조이스 :** 장을 보는 것도 내게 꼭 맞는 운동이 된다

몇 년 전, 시내 중심부와 가까운 곳으로 집을 이사한 후로는 어디를 가든 걸어서 다니기 시작했다. 가방이나 배낭을 든 상태에서 균형을 유지하

고 무게를 안배하는 방법을 찾기 위한 일종의 도전이었다. 식료품, 물병, 깨지기 쉽거나 섬세한 내용물이 담긴 가방을 들 때, 내가 선호하는 운반 방법은 그때그때 달랐다.

무거운 물병은 팔을 수평으로 해서 무게를 감당하고 유지하기 좋게 몸통 쪽으로 껴안거나 어깨에 걸쳤을 때 가장 편하게 균형을 잡은 상태로 들 수 있다. 배낭은 나를 찌르는 물건이 없는 한 쉽게 등에 메고 걸을 수 있었다.

특히 주의가 필요한 음식물 가방은 옆으로 가볍게 안거나 손에 들고 운반했다. 다양한 무게의 물건을 들어보는 도전과 내가 구입하는 모든 물건들을 운반하는 경험은 매우 즐겁다. 처음에는 무거운 짐을 질 때 숨을 헉헉거렸지만 점차 힘이 생기면서 어려움 없이 즐기고 성취감도 느끼며 일을 완수할 수 있게 되었다. 생활 속 전신 운동은 도심에서도 가능하다!

계단을 쉽게 오르내리는 법

집까지 가려면 많든 적든 계단을 올라야 한다. 계단을 오르내리는 것은 우리의 일상이다. 사람들이 내게 생활의 불편을 호소할 때 가장 많이 이야기하는 것이 바로 계단을 오르내릴 때 무릎이 아프다는 것이었다.

계단의 크기와 모양은 고정되어 있으며 일반적으로 우리가 언덕을 오를 때의 보폭과는 차이가 있다. 계단은 팔다리의 길이에 따라 어떤 사람들에게는 편하지만 어떤 사람들에게는 훨씬 불편하기도 하다.

계단은 모양과 크기가 고정되어 있어 바꿀 수 없지만 계단을 이용할 때 자세를 바로잡으면 덜 힘들고 동시에 근력도 향상시킬 수 있다.

Tip 1. 몸통을 똑바로 세워라

몸이 앞으로 숙여지는 이유는 다리 근육이 아닌 반동을 이용하기 때문이다. 몸통을 수직으로 유지하면 다리를 잘 활용하게 되어 다리가 더 튼튼해지고 계단을 수월하게 이용할 수 있게 된다.

Tip 2. 무릎의 위치를 확인하라

계단을 오를 때 올라가 있는 다리의 무릎을 내려다보자. 계단을 오르내릴 때 무릎이 바깥이나 안으로 향해 있는가? 엉덩이 근육을 사용하여 발목과 같은 라인에 무릎을 위치시켜야 한다.

안팎으로 나가 있는 무릎을 중앙에 오게 하자. 무릎 인대 대신 사용하는 근육량을 늘려주는 방법이다.

Tip 3. 종아리를 더 사용하라

계단을 오를 때 앞다리로만 몸을 당기지 말고, 뒷발로도 같이 밀어내자. 이렇게 하면 무릎에 가해지는 부담을 덜고 종아리 근력을 향상시킨다. 계단을 내려갈 때 보통 아래 계단에 발끝부터 내려놓을 것이다. 이때 발가락부터 뒤꿈치까지 단번에 쿵 하고 내려놓지 말고 종아리 근육을 사용해서 천천히 내려놓도록 한다. 이 또한 무릎 주변의 근육은 적게 사용하고 종아리를 더 많이 사용하는 방법이다!

이 세 가지 팁들을 각각 별도로 연습하면서 자세에 유의하자. 다음에 계단을 오르내릴 때는 자연스럽게 개선된 자세가 나올 것이다.

Tip. 손으로 발가락을 잡을 수 있는가?

어떤 신발을 신느냐에 따라 넘어질 위험성이 커질 수 있다. 한 연구에서는 낙상 관련 둔부 골절 시 가장 많이 착용하고 있는 신발이 슬리퍼 또는 슬립온과 같이 발에 제대로 부착되지 않는 신발임이 밝혀졌다(Sherrington and Menz, 2003). 슬립온은 착용이 쉽다는 점에서 종종 골드너들에게 어필한다. 몸을 구부릴 필요가 없기 때문이다.

신발을 신거나 신발 끈을 묶는 데 어려움을 겪고 있는 이들에게 권해주고 싶은 운동이 있다. 매일 아침 침대에서 일어나기 전에 하면 좋다. 누워서 편안히 숨을 쉬며 가슴 쪽으로 한쪽 무릎을 당겨보자. 한 손으로 발에 닿을 수 있는가? 양손으로 동시에 발을 붙잡을 수 있는가?

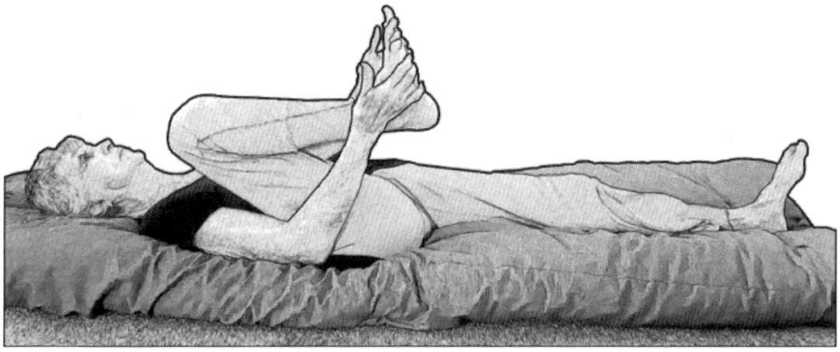

다른 쪽도 시도해보자. 이 자세에서 양손으로 각 발을 1분간 잡고 유지한다. 손이 발가락에 닿을 만큼 충분한 유연성을 가지는 것이 중요하다. 이 정도로 유연하면 미끄럼 전용 신발을 신을 필요가 없을 뿐만 아니라 발톱 관리, 각질 제거, 굳은살 관리 등 발의 다른 부분들에 대한 관리도 할 수 있다. 이것은 골드너를 포함한 우리 모두에게 매우 중요한 일들이다.

› › Case Study 존 : 계단을 오르는 만큼 건강해진다

나는 해안 오크나무와 검은 호두나무 숲이 있는 산 옆의 목장에 살고 있다. 목장의 넓이는 4만 제곱미터가량 된다. 60대 초반에 집을 짓기 위해

땅을 개발했는데, 잡초 제거를 위해 9~11킬로그램에 달하는 분무기가 담긴 배낭을 짊어지고 다녔다. 산이었기 때문에 지형이 매우 가파르고 미끄러워, 무거운 배낭을 짊어지고 균형을 유지하는 것이 쉽지 않았다.

작업을 수월하게 하기 위해 제일 가파른 지형에 약 300개의 나무 계단을 설치했다. 이제 제초분무기 배낭을 멜 일은 없지만, 허벅지 근육과 몸의 밸런스, 지구력 향상을 위해서 지금도 그 계단을 이용하고 있다.

› › Case Study **셀라 :** 아파트에 산다는 것, 매일 조금씩 하체를 단련한다는 것

나는 운이 좋은 사람이다! 35년 동안 시간을 투자하거나 계획하지 않아도 매일 하체 운동을 시켜주는 아파트 2층에 살았으니까. 그러다 3층으로 이사를 하면서 이 자체 하체 단련 운동이 한층 강화되었다. 계단을 오르내리는 것이 어려울 때도 있었다. 허리를 다쳤을 땐 더욱 힘들었다. 그럴 때에도 의지할 수 있는 튼튼한 난간에 감사하며 천천히, 꾸준히 올라갔다.

너무 무거운 가방도 문제다. 나는 가방을 계단 아래에 두고 감당할 수 있을 만큼의 내용물만 가지고 올라간다. 이마저도 어려우면 집에 있는 큰 아들을 부르거나 이웃에게 도움을 청한다. 아직 건강하게 움직일 수 있는 나의 비법은 '운동과 연습'을 일상에 접목시키는 라이프스타일이다.

화장실에선 쪼그리고 앉아라

걸을 때나 계단을 오를 때 적합한 자세가 있듯이 화장실 또한 마찬가지다. 화장실은 비교적 최근의 발명품이다. 지금의 화장실 형태가 일반화되기 전까지 인간은 쪼그리고 앉아서 볼일을 봤다. 스쿼트 동작을 한 번도 해본 적이 없는 입장에서는 관절이 괜찮을까 싶겠지만 사실 쪼그리고 앉는 것은 배변에 관여하는 대장의 주름을 펴주는 매우 유용한 자세다.

배변 활동이 힘든 것은 주로 대장(하강행 결장)의 잘못된 정렬로 인한 경우가 많다. 그래서 회음부와 소화 시스템의 물리 치료 요법에 쪼그리고 앉는 스쿼트 훈련이 포함되어 있다.

배변 교정을 위한 한 가지 방법은 화장실에서 스쿼트 자세를 위한 받침대를 활용하는 것이다. 변기 아래 받침대를 놓고 발을 올려 쪼그린 자세에서 변을 보면 무릎과 엉덩이를 더 움직이게 되고, 쪼그린 자세가 대장을 펴 배변 활동을 원활하게 해줄 것이다. 내 말을 이해하고 따라 한다면 말이다.

Tip. 회음부 질환의 예방

많은 골드너들은 요실금에서부터 골반 장기 탈출증, 전립선 문제까지 다양한 회음부 질환에 시달리고 있다. 회음부 질환은 골드너의 문제로 생각하기 쉽지만 실제로는 다양한 연령대에서 증가하는 현상이다.

다른 많은 질환이나 질병과 마찬가지로 회음부 질환은 주로 앉아 있는 생활 습관에서 비롯된다. 이는 경각심을 가지고 좀 더 많이 움직이고, 서 있거나 앉을 때 바른 자세를 취하고, 골반기관과 회음부에 압박을 주는 습관을 고침으로써 개선할 수 있다.

어떤 종류의 회음부 질환이 있다면 이 책에 나오는 운동과 습관 조정을 통해 요실금, 압박감, 통증 등의 증상이 감소되는 것을 느낄 수 있을 것이다.

› › Case Study **존 :** 스쿼트 자세를 시작하고 난 후

나는 일생을 변비로 고생했는데 스쿼티 포티(Squatty Potty, 화장실에서 쪼그리고 앉는 자세를 하기 위해 변기 아래에 놓는 받침대-옮긴이)를 활용한 스쿼트 운동 과정을 마친 후 변비 증상이 없어졌다. 이제는 규칙적으로 화장실에 간다. 쾌변이 가져다 준 건강상의 혜택은 엄청나다. 전에 없었던 엉덩이, 무릎, 발목의 근력도 생겼다. 전처럼 걷다가 갑자기 발목을 삐끗하는 일도 없어졌다. 화장실에서 스쿼트 자세로 쪼그리고 앉는 것은 이제 일도 아니다.

운전으로 신체 능력을 끌어올리는 방법

우체국이나 식료품점에 갈 때는 차를 타기보다 걸어가는 것이 좋다. 그러나 운전을 할 수 있는 신체 능력을 유지하는 것도 독립적인 생활과 행복을 가늠하는 중요한 요소가 될 수 있다. 운전을 하기 위해서는 눈과 귀가 밝아야 할 뿐만 아니라 안전한 운전 스킬, 관절 운동성, 힘, 빠른 반응 속도 등을 지녀야 한다.

짐작하듯이 위에 열거한 신체 능력들은 당신이 얼마나 활발하게 움직이느냐에 따라 개선될 수 있다.

근골격계 건강 문제가 사고로 직결된다는 구체적인 연구는 없지만, 노화로 인한 운동성 및 순발력의 부족은 분명히 사고의 위험 요인이며 의사가 골드너의 운전 지속 여부를 결정할 때 고려해야 할 부분이다(미국노인병학회

American Geriatrics Society, 2016). 운전은 주로 앉아서 하는 활동이지만 몇 가지 기본 동작을 수행할 수 있어야 안전한 운전이 가능하다. 예를 들어 차선을 변경하거나 후진할 때는 몸과 고개를 돌려 뒤를 살펴야 한다. 급회전 시 핸들을 신속하게 조작하려면 어깨, 팔꿈치, 손의 움직임이 원활해야 하고, 발목의 움직임과 제어가 민첩해야 효과적으로 액셀, 브레이크, 클러치 페달을 밟을 수 있다. 마지막으로 전반적인 발 건강이 중요한데, 특히 페달을 적절하게 사용하기 위해 발의 감각 및 운동 신경이 살아 있어야 한다.

나는 골드너가 많이 사는 작은 도시에 살고 있다. 이곳은 인구의 40퍼센트가 65세 이상이다. 여기서는 차가 건물의 측면을 들이받는 일이 드물지 않게 일어난다. 이사 와서 처음 2년 동안은 차가 건물이나 가드레일을 들이받는 모습을 각각 다섯 번씩은 보았다. 작은 마을이었기 때문에 곧 사고 경위가 밝혀졌는데, 이러한 잦은 사고의 원인은 골드너들이 인지적으로 액셀과 브레이크 페달을 혼동해서가 아니라 발을 움직이지 않았는데도 움직였다고 잘못 느끼는 데 있었다. 발이 어디에 위치하는지 알 수 있는 두뇌의 능력은 우리 몸의 고유 수용계(팔다리의 위치감각을 뇌로 전달하는 시스템)가 잘 작동하고, 발 자체의 근육과 신경을 비롯해 여기 연결된 근육과 신경까지 건강하게 작용할 때 제 역할을 수행한다.

운전을 위한 필수 운동

누구나 건강을 유지하기를 원한다. 그런 면에서 운전을 스포츠라고 생각하면 어떨까? 운전을 하려면 특정 기술을 습득하고 운동선수처럼 훈련해야 한다. 1단계는 현재 운전에 필요한 동작을 얼마나 잘 수행하고 있는지 평가한다. 2단계는 이 동작들을 더 자주 사용하도록 한다. 다음은 운전을 포함한 많은 기능적 작업에 적합한 몸을 유지하기 위한 운동성 테스트 및 교정 동작 목록이다.

앉기와 허리 비틀기 테스트

의자에 앉아 두 발을 바닥에 내려놓는다. 골반을 바르게 펴고 앉아 무릎 위에 손을 올린다. 엉덩이가 의자에서 떨어지지 않게 주의하면서 허리를 뒤로 돌린다. 뒤를 볼 수 있는가? 허리와 함께 머리를 같이 회전시켜 비틀기 동작을 계속하자. 지금은 어떠한가? 상체를 충분히 돌려 뒤쪽을 볼 수 있는가? 아니면 근육이 너무 조여서 골반의 한쪽을 들어 올리거나 팔을 사용해야 하는가? 평소에 허리를 비트는 동작을 할 일은 그리 많지 않다. 그러다 보니 그 능력을 상실하는 것이다. 잃어버린 동작을 되찾으려면 이러한 연습을 일상생활에서 반복해야 한다.

후진 시 필요한 앉아서 허리 비틀기 동작

허리를 돌리기 전에 골반과 흉곽을 정렬하면 허리 근육을 보다 효과적으로 움직일 수 있다. 골반을 과도하게 뒤로 밀어 넣거나 앞으로 내밀지 않도록 조절하자. 골반이 몸의 중심에 오도록 해야 한다(93~95쪽 참조). 그다음엔 흉곽과 골반의 앞쪽이 일렬로 위치하도록 흉곽의 앞쪽을 아래로 낮춘다. 흉곽을 들어 올리거나 골반을 앞뒤로 말지 말고, 무리가 되지 않는 범위 내에서 허리를 오른쪽으로 돌려 20~30초 정도 유지해보자. 반대편도 동일하게 반복한다.

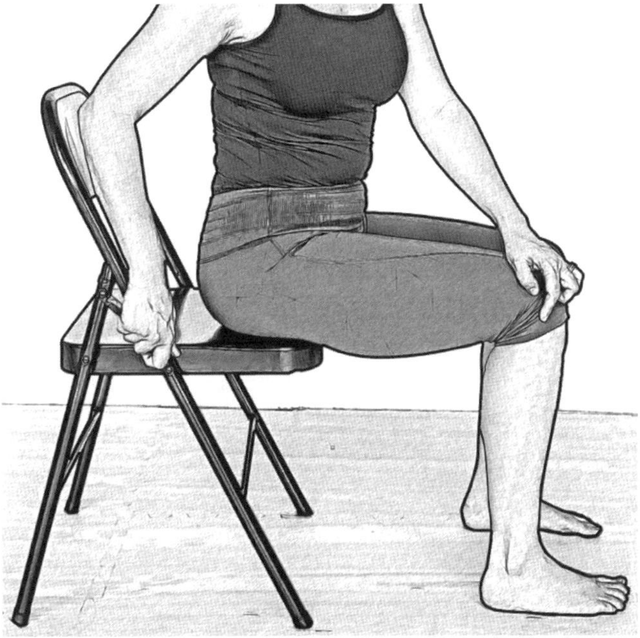

바닥에 누워 허리 비틀기

베개나 방석 한두 개를 등에 받치고 누워 흉곽을 아래로 내린다. 다리를 아래로 쭉 뻗고 양옆으로 팔을 뻗어 T자를 만들어보자. 이 자세는 하체를 회전시킬 때 상체를 고정시키는 데 도움이 된다. 골반을 2~5센티미터가량 오른쪽으로 움직여 오른쪽 무릎을 들어 엉덩이 위로 90도가 되게 올린 다음 허리를 돌려 무릎이 몸의 반대편 바닥 가까이 오도록 한다. 이때 흉곽이 바닥에서 떨어지지 않을 정도까지만 회전한다.

갈비뼈가 들리지 않는 선에서 최대한 허리를 비틀어보자. 무리하게 강제로 해서는 안 된다. 골반이 거의 움직이지 않거나 무릎이 바닥 가까이에 닿지 않아도 괜찮다. 이 경우 방석이나 베개를 놓아 넘어온 무릎을 그 위에 올리고 쉴 수 있도록 하자. 반대편도 동일하게 반복한다.

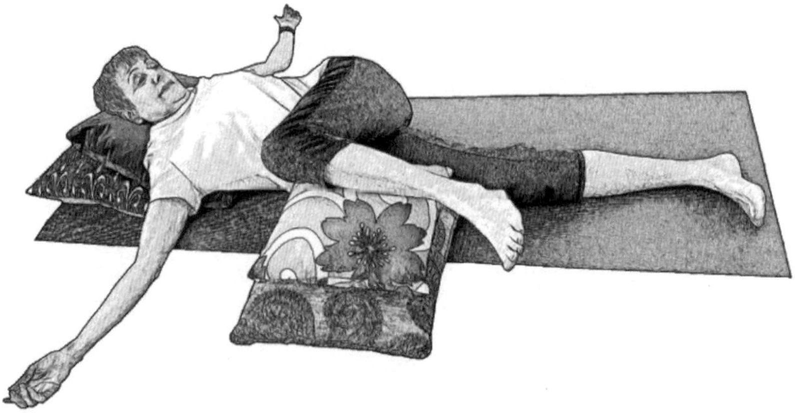

› › Case Study **존** : 운전할 때도 자세 교정!

케이티와 함께 훈련을 하기 전에는 반대편 엉덩이를 들지 않고는 머리와 갈비뼈를 돌려 뒤를 보는 것이 힘들었지만 교정 훈련을 하면서 의자에 엉덩이를 고정한 채 머리를 돌릴 수 있게 되었다. 운전을 할 때도 머리 받침대에 머리를 대고 턱을 당기는 자세를 유지하자 등이 과도하게 구부러지는 과척추후만증(동시에 턱을 앞으로 쳐든 자세)이 호전되었다. 전에는 내 뒤통수가 머리 받침대에서 10센티미터는 떨어져 있었다. 이제 운전할 때 특별히 노력하지 않아도(의식하기는 하지만) 머리를 뒤로 기댄 상태에서 앞을 똑바로 바라볼 수 있다.

› › Case Study **로라** : 규칙적인 비틀기 연습의 힘

규칙적인 비틀기 연습으로 나는 내가 붙인 병명인 '삐걱거리는 목 증후군'에서 벗어났다. 무엇보다 차선 변경 시에 자유롭게 뒤를 볼 수 있게 되어, 몇 번이나 다칠 뻔한 상황에서 안전하게 대처할 수 있었다.

발목 운동성 테스트

런지 자세(등과 허리를 똑바로 편 상태에서 한쪽 무릎을 90도로 구부리고 다른 쪽 무릎은 바닥에 닿는 느낌으로 몸을 내린 모습-옮긴이)로 앞발의 엄지발가락을

벽에서 10센티미터(키가 160센티미터 미만인 경우 7~8센티미터) 정도 떨어트린다. 앞발 뒤꿈치를 바닥에서 들어 올리지 않고 무릎이 벽에 닿을 수 있는가? 이 동작이 어렵다면 발목의 운동 범위가 너무 제한적이어서 액셀과 브레이크 페달에서 발을 들어 올리고 내리는 데 지장을 받을 수 있다. 오토 차량을 운전하는 경우 페달을 밟는 데 한쪽 발만 사용하지만 그래도 양발로 교정 연습을 하자.

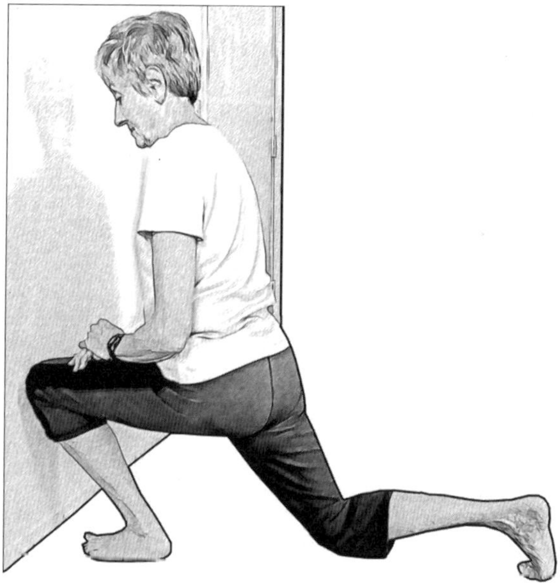

발목의 운동 범위를 향상시키려면 64~66쪽의 종아리 스트레칭 운동을 다시 참고해보자. 운전에 적합한 발목은 걷기에 적합하고, 걷기에 적합한 발

목은 운전에도 적합하다. 모든 운동성은 함께 가는 경우가 많다. 그렇다면 손은 어떨까?

손과 어깨의 운동성 테스트

뻣뻣한 손은 약한 손일 가능성이 있으며 딱딱하게 굳은 어깨와도 관련이 있다. 안전 운전을 위해서는 어깨와 팔과 손이 신속하고 정확하게 반응하는 것이 중요하다. 다행스럽게도 이 운동을 통해 손과 어깨를 동시에 향상시킬 수 있다. 엎드려서 무릎을 구부리고 팔을 편다. 지금 당장 이 자세가 가능하지 않다면 선 자세로 팔을 뻗어 벽을 짚는다. 그리고 양손의 가운뎃손가락이 똑바로 앞을 향하도록 손을 정렬하자. 벽을 짚고 서 있는 경우에는 가운뎃손가락이 위를 향하도록 정렬한다(아래 그림 참조).

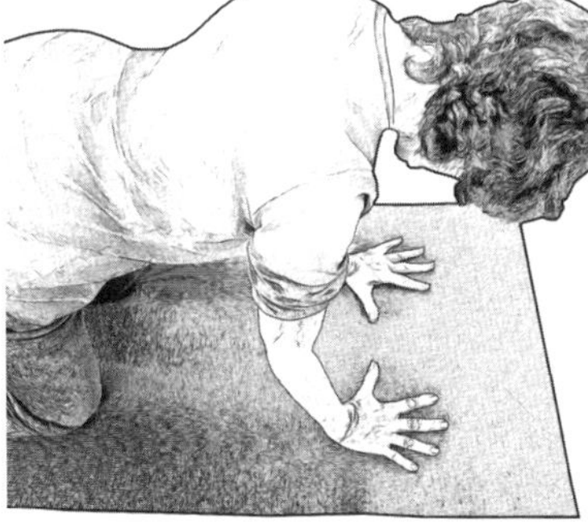

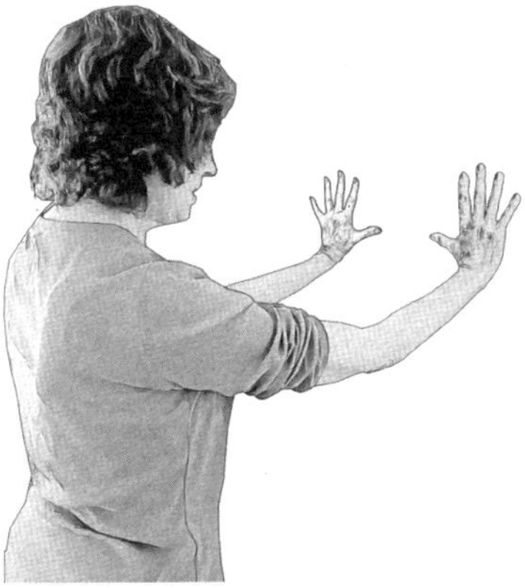

엄지와 어깨: 엄지손가락이 가운뎃손가락과 수직이 되어 양손의 엄지가 서로를 가리킬 때까지 나머지 손가락들에서 멀리 움직인다. 엄지손가락이 벌어지면 어깨를 확인한다. 팔꿈치가 바깥쪽을 향하고 있는지, 팔꿈치를 안쪽으로 당기는 동안 엄지손가락과 다른 손가락들을 계속 펼 수 있는지, 아니면 팔꿈치를 당기면 엄지손가락이 다른 손가락을 향해 움직이는지 등을 확인한다(다음 쪽 위의 그림 참조).

손: 손가락 사이를 벌려 바닥에 편 손이 평평하고 편안한가? 아니면 손가락 관절 중 구부러진 부분이 있는가? 팔을 움직일 때 엄지가 움직이거나 손가락이 곧게 펴지지 않는다면 손목, 팔꿈치, 어깨 사이 조직의 긴장을 완화시키는 운동이 필요하다는 증거다(다음 쪽 아래의 그림 참조).

바닥 또는 벽을 짚고 손가락 사이 벌리기: 이 동작은 테스트만을 위한 것이 아니다. 손과 무릎으로 바닥을 짚고 손가락을 펴는 것, 또는 손가락을 펼쳐 앞에 있는 벽을 짚는 것은 이 부분의 운동성을 개선시키는 데 도움이 된다.

팔꿈치의 뾰족한 부분이 가운뎃손가락과 반대 방향으로 향하도록 정렬해보자. 어깨도 같은 방식으로 정렬한다. 동작을 완성했다면 이제 팔꿈치로 옮겨가보자.

YES
팔꿈치가 수평으로 곧게 펴짐

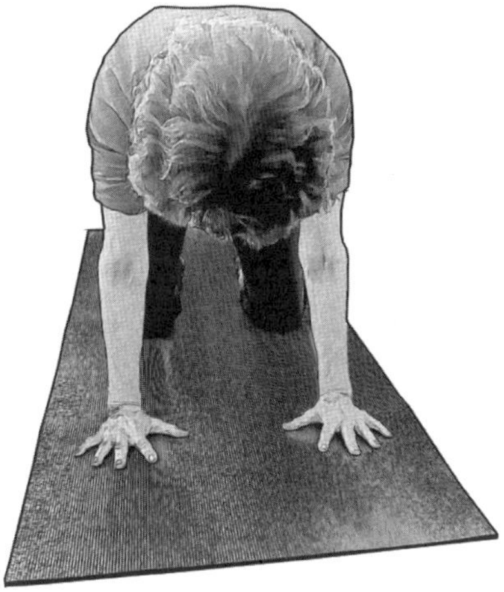

NO
팔꿈치가 밖을 향해 구부러짐

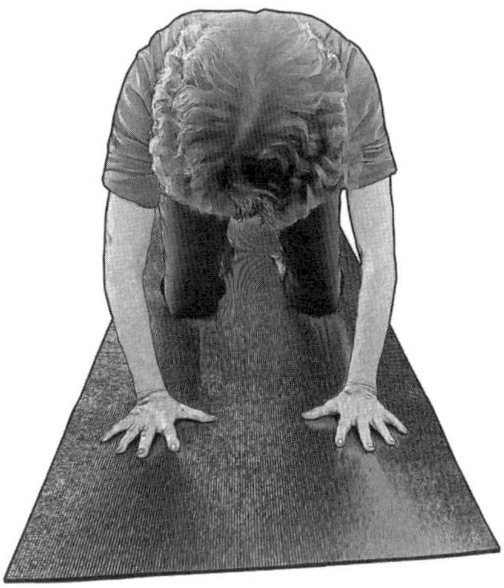

YES
손가락 관절이 반듯하게 펴짐

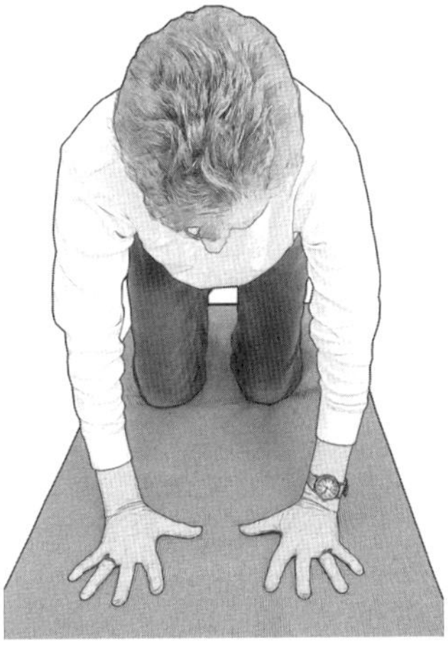

NO
손가락 관절이 일부 구부러짐

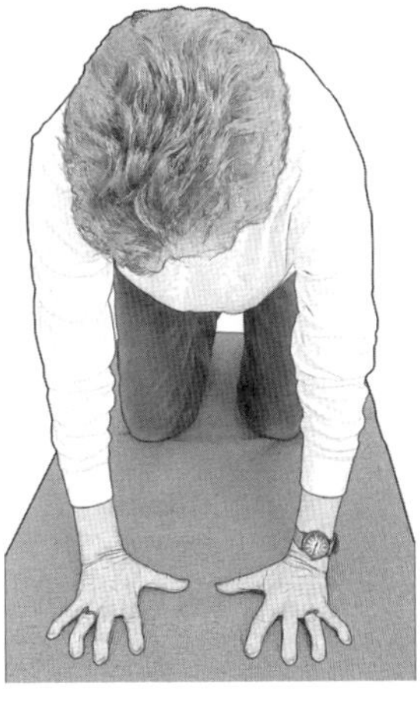

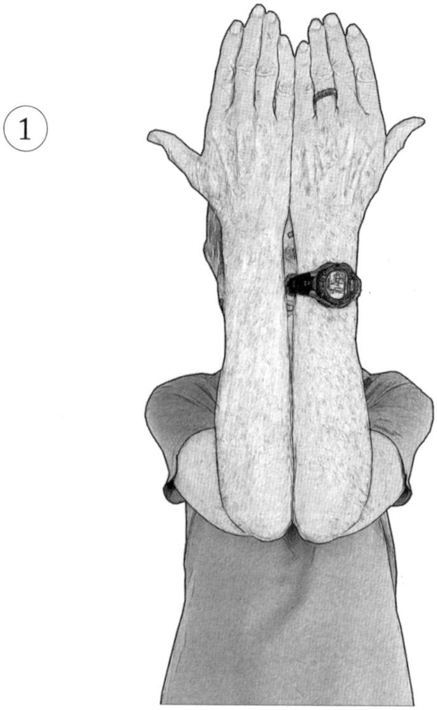

팔꿈치 닿기 운동

팔을 가슴 앞으로 올려 90도로 구부리고 손바닥이 얼굴 쪽을 향하도록 한다. 팔꾼치가 서로 닿을 때까지 팔을 오므린다.(①)

팔꿈치가 닿은 상태에서 손목을 서로 멀리 떨어뜨린다. 이 동작이 익숙해지면, 이번에는 어깨가 올라가지 않도록 유의하면서(어깨가 귀 쪽으로 올라가지 않도록 주의하면서) 힘을 뺀 상태로 다시 반복한다.(②)

② 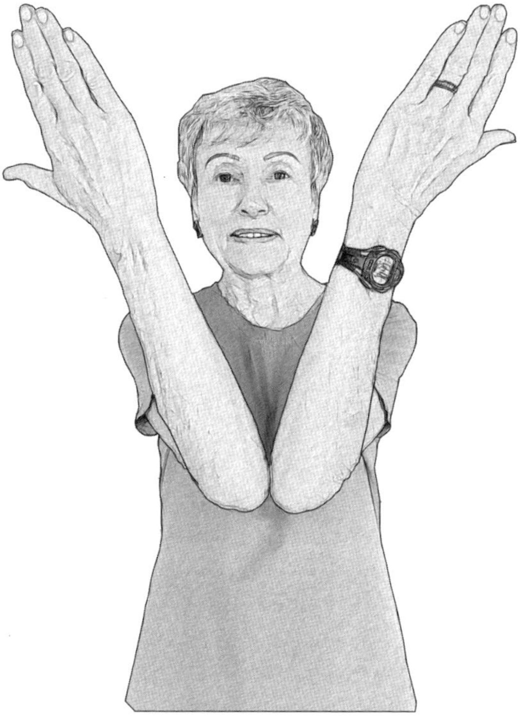

손가락 스트레칭

멈추라는 신호를 보내듯이 한 손을 앞으로 든다. 팔꿈치를 구부리고 손바닥이 지면을 향하게 한 상태에서 각 손가락들을 다른 손으로 잡고 하나씩 뒤로 당겨 스트레칭해준다. 손가락의 관절 세 개가 모두 구부러지지 않도록 스트레칭하는 손가락에 각별히 주의를 기울여야 한다.

YES

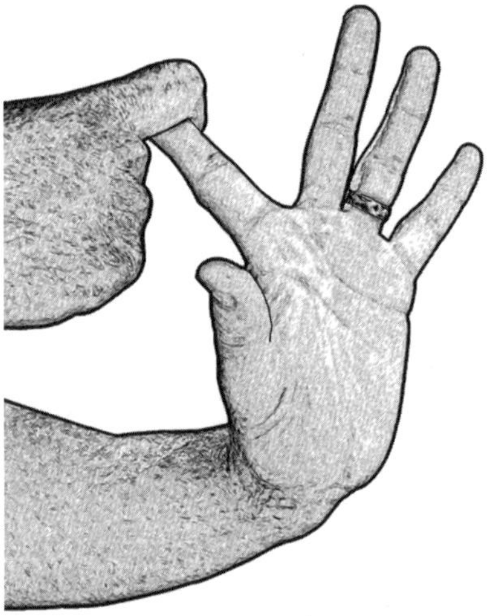

NO (손가락 관절이 구부러짐)

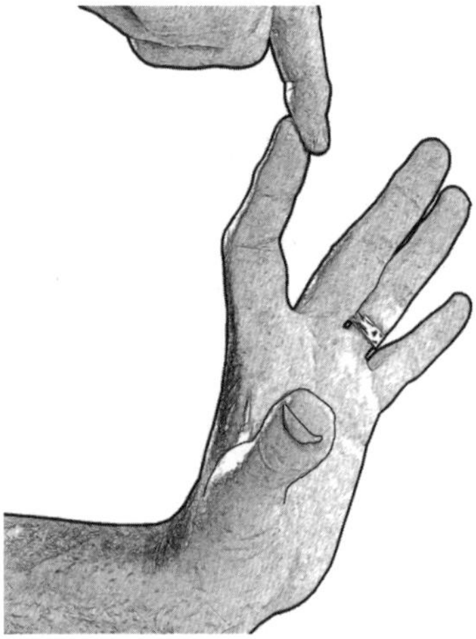

빨리 걷기 테스트

골드너가 운전을 해도 괜찮은지 아닌지를 판단하기 위해 미국노인병학회에서는 하체 기능, 균형 및 민첩성에 대한 객관적인 검사를 시행한다. 바닥에 약 3미터 길이로 테이프를 붙여 통로를 만들고 스톱워치를 준비한다. 스톱워치를 누르고 최대한 빨리 길 끝까지 갔다가 돌아온다. 이렇게 돌아오는데 9초 이상 걸리면 사고가 발생할 위험이 높다는 의미이다.

그러한 경우에 해당한다면, 이 책에 소개된 운동들을 정기적으로 수행하고 일상적으로 걷는 양을 늘려야 한다. 또한 파편이나 위험으로부터 안전한 지역에서 '보통보다 빠르게' 걷는 연습을 하자. 복도는 안전지대가 될 수 있다. 걸을 때마다 속도를 조금씩 올리면 빨리 걷는 데 관여하는 근육이 단련된다. 매월 이 테스트를 해보고 시간이 단축되는지 확인하자.

일어나 가기 테스트

일어나 가기 테스트Get Up and Go Test(미국노인병학회, Pomidor, 2016)를 할 때는 등받이가 똑바로 된 의자에 앉아서 시작한다. 그리고 다음 순서로 진행한다.

- 의자에서 일어선다.
- 잠시 멈추어 선다.
- 짧은 거리(약 3미터)를 걷는다.
- 돌아선다.
- 의자로 돌아간다.
- 다시 돌아선다.
- 앉는다.

이 테스트는 안정성과 넘어질 가능성에 대한 평가다. 일어나기, 걷기, 돌기 연습을 매일 하는 것은 아니다. 이러한 동작을 생활에 추가하면 움직임을 향상시킬 수 있으며, 이 책에 소개된 연습과정을 통해 보다 쉽게 훈련할 수 있다. 특히 '앉았다 일어나기'에 대해 다룬 108~115쪽을 참고하면 도움이 될 것이다.

운전면허 갱신을 위한 팁

운전면허를 따기 위해 시험을 봤던 것처럼 면허를 유지하려면 또 시험을 치러야 한다. 인지 및 시력 검사 외에도 운전 능력을 인정받기 위해서는 의사가 실시하는 운동성 및 순발력 테스트를 통과해야 한다. 공부를 하면 결과가 향상될 수 있다. 단지 몸을 튼튼하게 유지하는 것만으로 공부가 되고 안전하게 운전할 수 있는데 마다할 이유가 없다.

《고령 운전자를 위한 평가 및 상담 안내서 제3판Clinician's Guide to Assessing and Counseling Older Drivers, 3rd Edition》(미국노인병학회, 2016)에 따르면 테스트 내용은 다음과 같다. 어떤 운동이 각 테스트의 결과를 개선시킬 수 있는지 알아보자.

움직임 테스트	의사의 지시	해볼 수 있는 운동
목 돌리기	"차를 후진해서 주차할 때처럼 고개를 돌려 어깨를 보세요. 반대쪽도 동일하게 반복합니다."	앉아서 허리 비틀기 턱 뒤로 당기기
어깨와 팔꿈치 구부리기	"당신이 운전대를 잡고 있다고 생각하세요. 이제 넓게 우회전을 하고, 다시 넓게 좌회전을 해보세요."	팔꿈치 닿기 운동 누워서 하는 가슴 스트레칭 문을 이용한 팔 스트레칭
손가락 구부리기	"양손 다 주먹을 쥐세요."	손가락 스트레칭
발목관절 저측 굴곡(발바닥 굽히기)	"액셀 페달을 밟고 있다고 생각하세요. 이제 반대편 발로도 똑같이 해보세요."	모든 발 운동
발목 관절 배측 굴곡(발등 굽히기)	"발끝이 몸 쪽을 향하게 해보세요."	종아리 스트레칭 1 종아리 스트레칭 2

Tip. 운전을 하려면 건강한 발이 필요하다!

앞에서 소개한 발가락 사이 늘리기 운동(44쪽)과 발가락 들어 올리기 운동(48쪽)을 기억하는가? 이 근육 운동 기술은 생각보다 많은 지표로 활용된다. 내인성 발 근육 위축과 같은 발 근육의 부실은 하체 신경 건강 상실의 초기

지표가 될 수 있다(Greenman 외, 2005). 근육을 강화하고 신경 건강을 향상시키기 위해 발가락 운동을 정기적으로 하라(Balducci 외, 2006). 심지어 운전을 할 때도 건강한 발이 필요하지 않은가! 발가락 운동은 1부를 참조하자.

상대적으로 운전 관련성이 적은 테스트는 일반적인 운동성 테스트이다. 다음은 테스트 대상이 되는 일반적인 움직임과 이 부분을 강화하는 데 도움이 되는 운동이다.

움직임 테스트	해볼 수 있는 운동
어깨 너머로, 밖으로, 뒤로 팔 뻗기	누워서 하는 가슴 스트레칭 문을 이용한 팔 스트레칭
손목 굽히기 및 펴기	손 스트레칭
악력	손 스트레칭
고관절 굽히기 및 펴기	걷기 발등 스트레칭
발목 관절 배측(발등) 굴곡 및 저측(발바닥) 굴곡	종아리 스트레칭 1, 2 발 운동

매일 자세부터 바르게

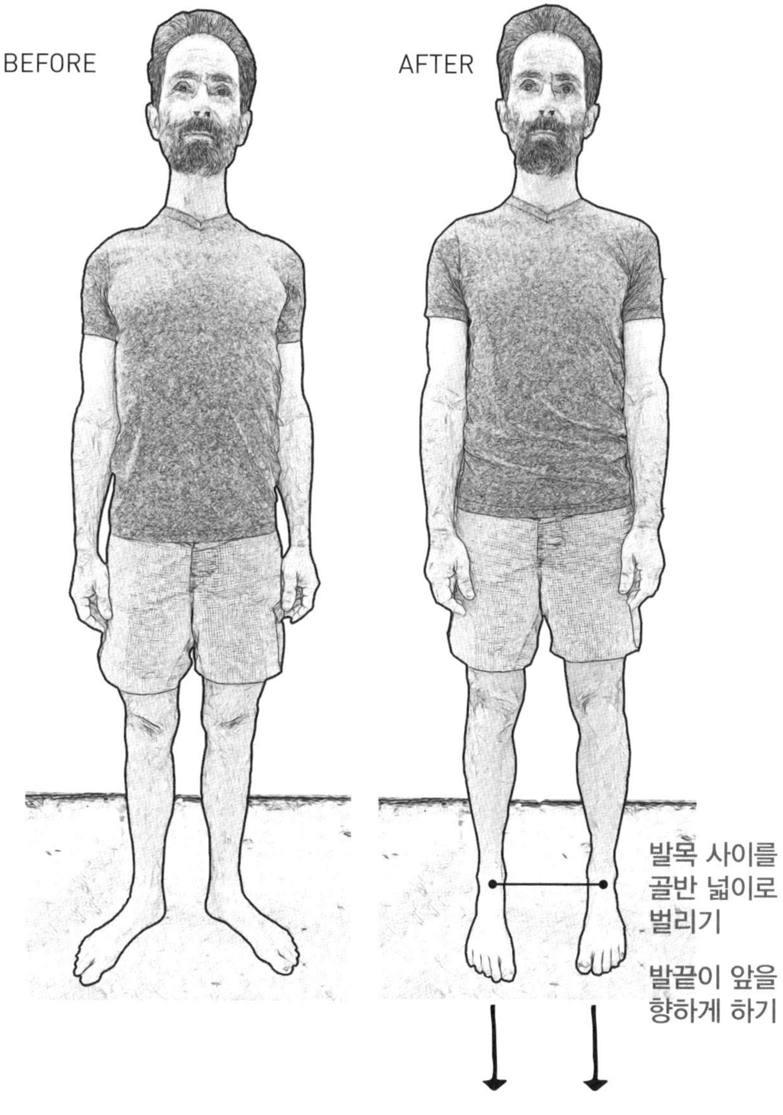

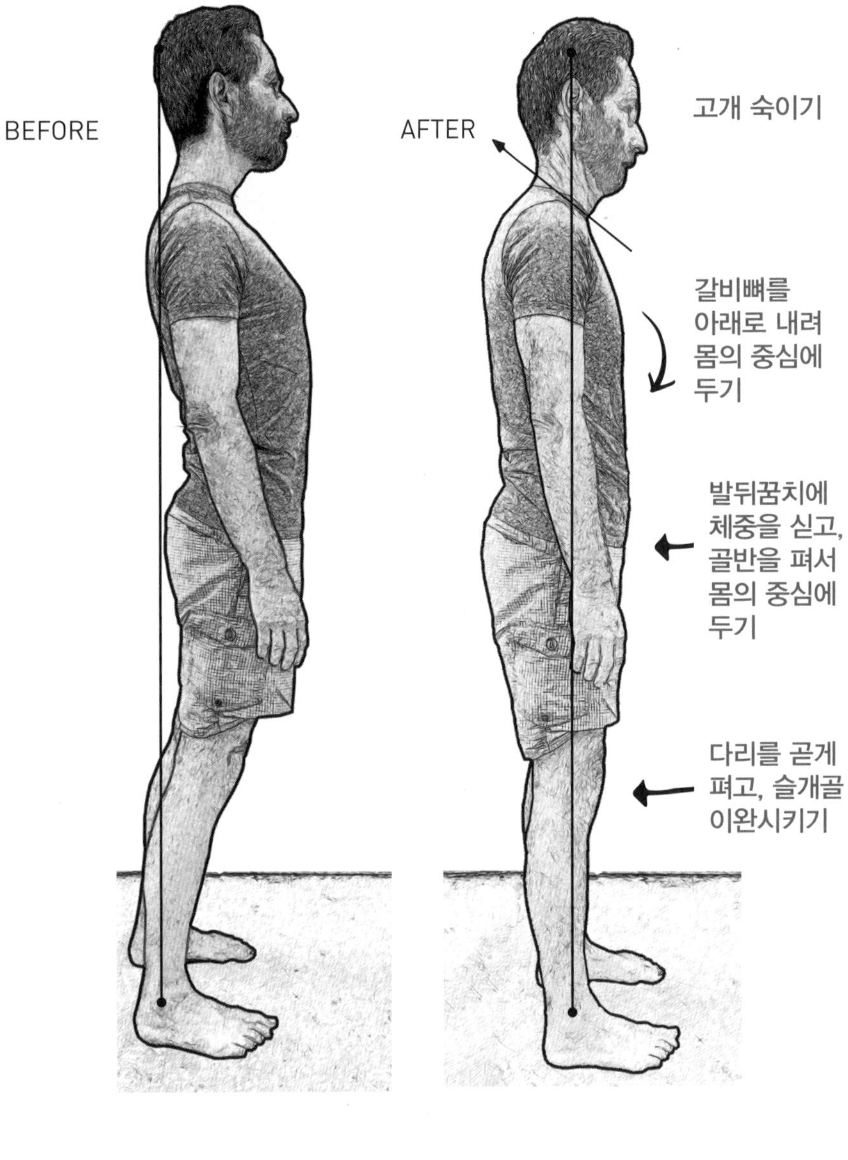
BEFORE
AFTER
고개 숙이기
갈비뼈를 아래로 내려 몸의 중심에 두기
발뒤꿈치에 체중을 싣고, 골반을 펴서 몸의 중심에 두기
다리를 곧게 펴고, 슬개골 이완시키기

움직임에 도움이 되는 운동들을 생활에 적용해나가다 보면 전보다 많이 움직이게 될 것이다. 두 가지를 합치는 것, 즉 운동 연습과 일상의 결합은 많은 사람들에게 엄청난 변화를 가져왔다.

운동을 일상으로 만드는 습관

다음은 운동 연습과 일상의 결합을 실천하기 위한 몇 가지 아이디어다.

옷장 안을 바꿔라

- 당신은 매일 아침 옷을 입고, 양말과 신발을 신을 것이다. 옷, 양말, 신발은 당신의 움직임에 영향을 미친다. 새 옷을 구입할 때 팔을 머리 위로 쉽게 뻗을 수 있는지, 또 몸을 구부릴 때 허리가 너무 조이지는 않는지(불편해서 구부리는 동작이 꺼려질 정도인지!) 확인하자.
- 옷을 입을 때 어떻게 움직이는지 파악하자. 예를 들어 한 발로 서서 균형을 잡고 바지를 입을 수 있는가? 처음에는 다른 것에 의지해야 할 수도 있다. 그러나 시작이 반이다. 발과 발목을 완전히 움직일 수 있는 신발을 선택하자.

가구에 대해 다시 생각하라

- 항상 같은 의자에만 앉지 않는다. 높이를 다양하게 하여 부드러운 의

자, 딱딱한 의자에 번갈아 앉는다.

- 일어서서 일을 하거나, 바닥에 있는 방석에 앉아 글을 쓰거나 청구서를 정리할 수 있는 제2의 작업 공간을 만든다.
- 컴퓨터에서 작업하는 경우, 위치를 변경한다. 평상시와 다른 높이로 화면이나 키보드를 배치하거나 아예 서서 작업하는 방식으로 바꾼다.
- 요리나 양치를 할 때처럼 몇 분 동안 서서 일해야 할 때는 반원형 폼롤러를 사용한다.
- 하루에 가장 많이 사용하는 공간 중 하나가 욕실이다. 욕실에서 쪼그려 앉는 자세가 가능하도록 변기 앞에 놓을 받침대(스쿼트 플랫폼 squat platform)를 만들거나 구입한다.
- 적어도 하루에 한 번은 소파나 의자 대신 바닥에 앉는다.

더 많이 움직이도록 주방을 재배치하라

- 차 또는 커피 필터는 싱크대 위 선반에 놓고 머그잔은 낮은 선반에 둔다.
- 찬장 속 깊숙한 곳에 접시를 놓고 냉장고 위에 냅킨을 올려놓는다.
- 가장 많이 사용하는 재료가 가장 닿기 어려운 곳에 위치하도록 냉장고 안을 재배치한다.
- 구식 도구로 요리한다. 직접 빵을 반죽하고, 가공 식품 대신 나이프, 빵

틀, 감자 깎는 칼을 사용하여 직접 조리한다. 가공된 허브를 사는 대신 절구와 절굿공이를 사용한다.

차를 타는 시간을 줄여라

- 심부름을 할 때는 걷는다.
- 일주일에 두세 번 정도는 식료품 가게에 걸어가서 조금씩 장을 봐 온다.
- 운전을 할 경우, 목적지에서 조금 멀리 떨어진 곳에 주차한다.

자연을 가까이 하라

- 집에 놓을 식물을 몇 가지 구입한다. 작은 녹색 공간의 혜택을 누리며 식물을 돌보면서 더 많이 움직인다.
- 독서 모임이나 교회 소모임을 빌딩이 아닌 공원에서 한다.
- 매주 한 번은 동네 산책이나 러닝머신 대신, 넓은 공원이나 자연을 느낄 수 있는 야산으로 나간다.

› › Case Study 존 : 옷을 입는 것도 운동이 될 수 있다

옷장에서 옷을 꺼내 입을 때마다 내가 배운 교정 운동을 적용하고 내 인식을 시험해볼 수 있는 기회로 활용한다. 예를 들어, 바지를 입을 때 한쪽 다리로 균형을 잡는다. 처음에는 벽에 기대어 시작했지만, 이제는 자유롭게 한 발로 바지를 입을 수 있다. 머리 위로 셔츠를 벗어 올릴 때, 갈비뼈를 먼저 아래로 향하게 하고, 머리 위로 다 올릴 때까지 얼마나 잘 유지할 수 있는지 확인한다. 발가락 양말을 신는 것은 정말 재미있는 일이다. 발가락 양말은 벙어리장갑이 아니라 손가락장갑처럼 생겼으며, 각 발가락마다 별도의 공간이 있다.

2년 전만 해도 양말과 신발을 신을 때 서서 균형을 유지할 수 없었다. 그래서 벽에 기대어 한쪽 무릎을 가슴까지 당긴 다음 양말을 든 손으로 발을 움켜쥐었다. 발을 손으로 잡는 데만도 시간이 많이 걸렸다(케이티가 추천하는 129~130쪽 교정 운동, 즉 바닥에 등을 대고 누워 무릎을 가슴 쪽으로 당겨 발을 잡는 운동은 해당 근육을 스트레칭하는 가장 좋은 방법이다). 발을 손으로 잡는 데 성공하면, 양말을 발등까지 올려 신는다. 그 다음 양말을 신은 발을 다른 다리의 무릎에 올려놓고, 엉덩이를 낮추어 마치 의자에 앉은 듯한 자세를 취한다.

이제 한 손 또는 두 손을 사용하여 각 발가락 사이를 벌려 깍지를 낀다. 이 동작을 독립적으로 하는 데 2년이 걸렸지만 그만한 가치가 있었다. 그 결과 전반적인 균형이 눈에 띄게 향상되었다.

또 다른 방법은, 페디큐어를 받을 때처럼 발가락 분리기를 착용하거나 발가락 양말을 착용해 수동적으로 발가락을 스트레칭하는 것이다. 나는 발가락을 분리된 상태로 유지하는 코렉트 토즈Correct Toes 라는 발가락 교정기를 사용하여 발가락을 적극적으로 스트레칭한다(서 있거나 걸을 때에도). 이로 인해 발가락들 사이에 공간이 생겨, 균형을 향상시키는 데 큰 도움이 되었다.

› › Case Study 로라 : '살아 있는' 공간이란

나는 우리 집을 운동친화적인 환경으로 유지하는 데 주안점을 두고 있다. 거실과 주방이 꽤 크지만 가구가 거의 없고, 드물게 있는 것들도 대부분 가장자리에 위치해 있다. 어느 날 방문한 음악가 친구는 집 안에서 울려 퍼지는 메아리 소리를 듣고 흥분하여 외쳤다. "야, 메아리 울리는 것 봐! 살아 있네, 살아 있어!" 잠시 후 손녀가 왔는데 내 친구와 손녀는 보자마자 춤을 추기 시작하더니, 지쳐서 바닥에 나가떨어질 때까지 계속해서 몸을 움직였다.

모든 움직임에는 공간이 필요하며, 공간에 여유가 있을수록 확실히 더 에너지가 넘치고 활기차다. 비어 있다시피 한 이 넓은 방에서 지난 수년간 수많은 사람들이 신나서 보여주었던 멋진 반응들을 잊을 수가 없다. 75세 생일 파티 때에는 50명이 넘는 사람들이 즉흥적인 음악 연주에 맞추어 춤을 추기도 했다. 물론 혼자 있을 때도 즐거움이 샘솟는 곳이다.

› › Case Study 셸라 : 요리하는 시간은 최고의 스트레칭 시간

나는 주방을 사랑한다! 주방은 나만의 행복한 공간이다. 1991년에 주방을 리모델링하면서, 평소 원하던 것들을 거의 갖추게 되었다. 여유로운 조리대, 두 개의 싱크대, 그리고 열린 선반들을 마련했다(나는 보이지 않으면 물건을 찾을 수 없는 사람이다).

선반의 제일 위 칸은 높이가 꽤 높아서 작은 받침대를 비치해놓고, 물건을 집을 때마다 사용한다. 캐비닛의 아래 칸을 이용할 때는 스쿼트 자세로 쪼그리고 앉거나 허리를 굽혀야 한다. 나는 식기 세척기에 공간을 낭비하고 싶지 않았다. 가공식품을 많이 먹지 않는 채식 위주의 식사를 하기 때문에 설거지를 하고 야채를 썰며 요리를 하는 데 많은 시간을 할애한다.

일을 할 때는 체중을 앞쪽에 싣고(나쁜 습관) 엉덩이를 조리대에 기대고 있지 않은지 종종 확인한다. 몸의 중심을 발뒤꿈치에 두고, 반원형 폼롤러를 조리대 아래에 놓고 일하면서 생각날 때마다 종아리를 스트레칭한다. 장비가 필요하지 않은 다른 골반 운동을 할 때도 있다.

요리를 할 때마다 여기저기 어지럽히기 때문에, 무릎을 구부려서 손으로 바닥을 자주 닦는다. 무엇보다 반가운 소식은, 최근에 초고속으로 요리를 하는 전기 압력밥솥이 생겨 부엌에서 빨리 탈출할 수 있게 된 것이다. 이렇게 생긴 시간에는 운동 수업에 가서 더 많이 움직이며 걷고 있다!

다른 사람들과 함께 움직여라

이제 그림이 그려질 것이다. 우리 몸은 움직임을 통해 엄청난 이익을 얻는다. 그림을 좀 더 확대해볼까? 우리 몸을 위해서는 공동체 또한 필요하다. 인간은 본질적으로 사회적 동물이며 특히 골드너의 경우 사회적 관계 부족은 건강(Donaldson and Watson, 1996)과 행복(Singh and Misra, 2009)에 부정적인 영향을 미친다. 타인과의 긍정적인 상호 작용은 스트레스를 줄이고, 신체 건강을 개선시키며, 우울증이나 불안감 등의 심리적인 문제를 줄이는 데 중요한 역할을 한다. 운동 역시 똑같은 효과가 있으므로(Khazaee-Pool 외, 2015) 공동체와 운동을 결합하여 함께 운동량을 늘려간다면 효과를 두 배로 얻을 수 있지 않겠는가?

친구를 집으로 초대해서 함께 운동하는 것도 좋고, 운동 수업에 참여하거나 친구를 만나서 산책을 하는 것도 방법이다. 그런데 좀 더 생각해보면 꼭 운동만이 답은 아니다. 일상생활에서도 더 많이 움직임으로써 얼마든지 같은 효과를 볼 수 있다. 이제까지 드라이브 스루drive through(승차한 채로 구매가 가능한 매장-옮긴이) 매장이나, 은행의 현금자동입출금기를 주로 이용해왔는가? 주차하고 걸어가면 움직임이 늘어날 뿐만 아니라, 기다리는 동안 다른 사람과 소통하고(몰래 서 있는 자세를 정렬하는 동시에) 직원과 교류하면서 미소를 주고받으며 교감할 수도 있다.

공동체를 만들고 싶다면

- 같이 걸을 친구를 찾거나 소모임을 만든다.
- 독서 클럽이나 교회 소모임과 같이 단체로 약속이 있을 때 함께 산책한다.
- 조류 관찰 모임이나 야생동물보호협회에 가입하면 운동, 자연, 공동체와의 만남을 동시에 할 수 있다!

› › Case Study 조이스 : 함께하는 운동이 주는 위안

혼자서 운동하는 것도 좋지만, 다른 사람들과 함께 움직이는 시간은 더욱 의미가 있다. 일대일 개인지도를 통해 문제해결을 하는 것도 나름대로 즐겁지만, 나는 그룹으로 수업을 진행하는 것을 더 선호한다. 그룹 수업을 할 때 유머를 섞어서 재미있게 가르치려 노력하는데, 이 방법은 우리가 참여하는 수업과 함께 탐구하고 있는 과정에 더 집중할 수 있도록 도와준다. 유머는 서로에 대한 공감과 편안함, 희망, 감사함으로 우리를 하나가 되게 묶어주는 접착제이다.

우리는 수업을 통해 통증과 트라우마의 적신호가 치유의 문이 될 수 있는 방법을 배운다. 다른 사람과 이 과정을 함께 할 수 있는 기회를 갖는 것은 환영할 일이다. 그룹 수업의 참여자들은 다양한 관점과 경험, 각기 다른 정치적 진용과 저항 기반을 갖고 있다. 하지만 나는 수업을 진행하면서 그들에게 진심으로 공감하며 반 전체를 돕고 이끌어가는 일에 보람을 느낀다.

걷기

- 걷는 거리를 늘인다.
- 걷는 횟수를 늘인다.
- 경로를 변경하여 두뇌를 자극한다.
- 걷는 경로에 언덕을 포함시킨다.
- 다양한 지형을 추가한다.
- 함께 걷는 공동체를 만든다.

›› Case Study **조이스 : 좋은 공간, 좋은 자세, 그리고 즐거운 움직임**

지난 50년 동안 도심에 살면서 매일 걸어 다녔다. 그런데 그저 걸어 다니는 것만으로 얻을 수 있는 장점들이 어마어마하다. 나는 그것을 내 것으로 만들려고 꾸준히 노력했다. 최근 9년간 건널목 신호가 있는 도로와 거리를 걸어 다니면서 터득한 소소한 아이디어들이 몇 가지 있다. 하나를 예로 들자면 횡단보도에서 신호를 기다리는 동안 둔덕에 발의 앞부분을 올리고 종아리 스트레칭을 하는 것이다. 때로는 한 다리씩 번갈아가며 골반 운동을 한다. 걷거나 줄을 서서 기다리거나 친구를 만나 점심을 먹을 때, 머리부터 발끝까지 자세가 바르게 정렬되어 있는지 확인한다. 포장되지 않은 길을 걸으며 고르지 않은 표면에 발바닥을 마사지하고, 몸의 균형감을 시험해보고, 딱딱한 콘크리트 표면의 부담으로부터 벗어나 잠시 휴식을 취한다.

내가 사는 아파트는 수십 개의 비슷한 건물들 사이에 있다. 그곳은 플라타너스, 소나무, 느릅나무로 가득한 도심 속 녹지로 연결되어 있다. 길가로 나가는 길목에는 뛰어넘을 만한 야트막한 벽돌담이 있다. 다양한 크기와 모양의 나무뿌리를 밟으며 발의 감각을 되살린다. 넓게 펼쳐진 잔디가 부드러우면서도 단단하게 내 발을 마사지해준다. 때로는 완만하고 때로는 가파르게 오르내릴 수 있는 언덕도 있다.

자갈이나 돌길은 발에 새로운 자극을 준다. 길을 따라가다 보면 나오는 공원에는 뿌리 덮개, 자갈, 조약돌들이 깔린 길이 있어 딱딱한 보도블록을 걷느라 지친 발에 휴식을 제공한다.

인근에 있는 대형 복합 공원에는 잔디밭과 다양한 크기의 바위가 있는 넓은 녹지가 있어 언제든 조깅하거나 걸어 다닐 수 있다. 정원에는 내 눈을 즐겁게 해주는 아름다운 폭포도 있다. 쇼핑이나 심부름을 갈 때, 수업을 하러 가거나 출퇴근을 할 때, 혹은 친구들과 만날 때 동네를 걷기만 해도 엄청난 운동이 된다. 이곳은 다양한 나무가 밀집되어 도심의 숲을 이루기 때문에 나무가 뿜는 좋은 기운 또한 매일 받고 있다.

도심에서 자연의 혜택을 누리는 것 외에도 인근의 바다, 언덕, 산으로 나가 하이킹을 즐긴다. 이곳에서 나는 최고로 빛나는 순간들을 경험한다. 자연이 선사하는 아름다움에 감탄하다 보면 몸과 마음이 깊숙이 재충전된다.

만만한 나무에 매달려서 팔과 다리를 휘두르는 자유를 누리기도 한다. 그곳에는 울퉁불퉁 솟아오른 나무뿌리, 자갈, 바위들이 널려 있고, 한 시간 이상 오를 수 있는 경사진 언덕이 있다. 아름다운 모래 해변에서는 젖은 모래와 건조한 모래 위를 오가며 몸을 단련하고, 아름다운 풍경을 즐기며 아무 때나 수영을 한다. 걷거나 하이킹하거나 매일 산책을 하면서 필요한 자세 교정을 하는 것은 건강에 매우 유익한 습관이다.

예컨대 똑바로 걷기 위해 발의 바깥 부분을 바로잡을 필요가 있는지 체크해보는 것이다(거의 항상 고쳐야 한다). 몸의 중심을 발뒤꿈치에 두고 있는지, 엉덩이 근육을 사용해 앞으로 나아가고 있는지, 갈비뼈가 몸의 중심에 있는지, 턱을 당기고 있는지, 귀와 엉덩이가 일직선에 위치해 있는지 등도 내가 일상의 움직임에서 항상 유의하는 부분이다.

부디 당신도 건강을 유지하는 당신만의 길을 어서 찾기를 바란다.

움직이거나,
아니면 그냥 폭삭 늙거나

다이내믹 에이징 dynamic aging 이라는 말을 음미해보자. 노화는 주로 나이 든 세대에 적용되는 용어이지만, 사실 우리는 태어난 날부터 모두 노화하고 있다. 노화는 삶의 피할 수 없는 부분이며, 우리의 시간과 경험이 끊임없이 축적된다는 의미이기도 하다. 이것은 정말 큰 축복이다. 그런데 '다이내믹 에이징'은 또 완전히 다른 개념이다.

다이내믹 에이징이 가능하려면 움직임이 필요하다. 다이내믹 에이징은 신체 기능 습득과 함께 시간과 경험이 축적된 결과이다. 우리 모두 노화하지만 모든 사람이 다이내믹하게 노화하는 것은 아니다. 우리의 조직은 연령에 따라 변화하지만 운동 부족으로도 변화한다. 노화된 조직과 많이 움직이지 않는 습관이 합쳐지면(아주 적은 움직임으로도 살 수 있는 요즘, 우리 대부분이 그러하듯이) 하고 싶은 경험을 못 하게 되고, 어느새 밖에 나가는 것조차 버거운 신체를 갖게 된다. 움직임과 관련된 신체 능력 감소는 노화와 관련 있다는 것이 사회의 일반적인 인식이지만 나는 앉아서 보내는 시간이 긴 우리의 생활과 문화가 더 큰 원인이라는 사실을 이 대목에서 다시 한 번 강조하고 싶다.

많이 움직이지 않는 우리 생활과 문화에서 운동의 개선 효과는 노화를 포함하여 삶의 모든 측면에서 필수적인 것으로 간주되는 경우가 드물다. 그러나 대다수의 과학자와 의료 전문가들은 운동이 건강을 얼마나 보호할 수 있는지를 보여주는 연구 결과를 들어 당장 운동을 시작해야 한다고 말한다.

24시간 중에 우리가 운동에 투자하는 시간은 얼마 되지 않는다. 건강을 지키는 데 운동의 효과가 이렇게 지대하다면, 운동을 별도의 활동으로만 인식하지 말고 일상이 되도록 해야 한다. 우리는 운동을 일상생활에서 꼭 해야 할 일로 인식하지 않는 경향이 있다. 가족과 직장, 각종 모임과 집안일에 매달리다 보면 운동까지 신경 쓸 여력이 없기 때문이다. 운동은 훌륭한 자산이지만 매일 서너 시간 동안 운동할 수 있는 혜택을 누릴 수 있는 사람은 많지 않다.

그러나 생활을 재구성함으로써 더 많이 움직일 수 있다. 이 책은 많은 운동과 그것을 매일 규칙적으로 실천할 수 있게 세부 운동법까지 소개하고 있지만, 이미 수행 중인 일상적인 일들에 더 많은 움직임을 접목시키는 방법 또한 자세히 설명한다. 이 방법은 유아부터 운동선수, 골드너부터 아기 엄마들까지 모든 사람들의 움직임을 개선시키는 데 필수적인 것이다.

운동이 노화에 미치는 영향

우리 몸이 완전히 작동하기 위해서는 많은 움직임을 필요로 한다. 그렇기 때문에 건강에 대해 이야기할 때 대부분 먼저 운동을 손에 꼽게 되는 것이다. 운동이 보호하는 것은 근육과 관절만이 아니다. 운동이 부족하면 눈의 건강(Zheng 외, 2015), 뇌(인지와 기억)의 기능(아래의 팁 참고), 소화 기능(De Schryver 외, 2005)을 해칠 수 있다. 또한 당신의 체력, 고지혈 수치, 그리고 매일 느끼는 심리 상태에까지 부정적인 영향을 미칠 수 있으며, 세포 노화의 원인이 된다.

Tip. 운동과 알츠하이머 병

운동이 질병의 발생과 진행을 예방한다는 상관관계가 늘 명확하게 설명되는 것은 아니다. 현재 건강하고 인지 능력이 손상되지 않았지만 알츠하이머에 대한 유전적 위험이 높은 참가자들을 대상으로 한 연구에서 유의미한 결과가 도출되었다. 운동을 하는 사람들의 경우 운동량이 적은 사람에 비해 해마 부피(알츠하이머로 인해 수축하는 것으로 알려진 뇌 영역)가 잘 유지되었다는 것이다(Smith 외, 2014). 노인병 전문가인 캐털린 콜러 박사Katalin Koller, M.D.는 다음과 같이 말한다. "환자와 상담할 때 현재의 능력과 한계를 감안하여 신체 활동을 최대한 이끌어내는 것이 중요합니다. 나는 인지 능력 유지뿐만 아니라 정신 건강과 전반적인 개인의 행복을 위해서 신체 활동을 권장합니다."

› › Case Study **로라 : 움직이는 만큼 돌아오는 충만함**

일상에서 가장 확실하게 많이 움직이는 경우는 내 신념과 행동이 접목됐을 때다. 나는 빨래를 하면 밖으로 가지고 나가 햇빛에 말린다. 히터를 켤 정도로 추워지면, 빨래를 선반 위에 널어 열기로 건조해진 실내에 수분을 공급한다. 빗물을 받아놓는 일곱 개의 통을 들고 가장 필요한 곳에 물을 분배하며 전신 운동을 하기도 한다.

따뜻한 물로 샤워를 할 때는 물이 따뜻해지기 전에 나오는 차가운 물을 통에 받아놓는다. 이렇게 받아놓은 찬물로 접시를 닦는다. 음식을 준비할 때 사용한 비타민을 함유하고 있는 물은 600평 정도 되는 우리 집 정원의

식물 재배에 사용된다.

한편 퇴비를 만들고 주느라 하루에 수천 걸음 이상 걷기도 한다. 벌레가 없는 점토질 토양이기 때문에 퇴비를 거르지 않고 줘야 한다. 셸라는 미생물이 가득한 퇴비를 제공하고, 나는 미생물 배양을 위해 필요한 재료를 제공한다. 이러한 운동 방법은 몸에 엔돌핀을 돌게 하고, 어깨 근육을 단련하며(내 인생에서 처음으로), 관절과 근육을 튼튼하게 하고, 내가 현재 이 땅의 주인으로서 일을 잘 하고 있다는 만족감을 선사한다. 그래서 내가 이토록 열정적일 수 있는 것이다.

르브라서LeBrasseur 박사는 식이요법과 운동이 노화에 미치는 영향에 대해 다음과 같이 말한다.

"어떤 사람들은 노화가 우리 모두에게 일어나는 일이고 이미 예정된 운명이며 65세, 70세, 80세가 될 무렵에는 알츠하이머, 심혈관 질환, 골다공증 등을 앓게 될 것이라고 믿습니다. 이 연구는 수정 가능한 요소의 중요성을 분명히 보여줍니다. 그 요소는 바로 건강한 식단이며, 그보다 더 중요한 것이 규칙적인 운동입니다. 그렇다고 우리 모두 마라톤 선수가 되어야 한다는 얘기는 아닙니다. 건강을 유지하면서 노화나 노화와 관련된 질병을 일으키는 과정을 막기 위해 일상적인 운동 빈도를 높이는 방법을 찾아야 한다는 것

입니다."(메이오 클리닉 Mayo Clinic, 2016)

그런데 어떻게 노화가 더 빨리 진행될 수 있는가? 이 장의 앞부분에서 말했듯이 우리는 모두 같은 속도로 노화한다. 그렇지 않은가? 각 세포는 분열 횟수가 제한되어 있다. 이것이 우리 몸이 영원히 지속되지 않는 이유이다. 세포 분열 횟수는 세포 분열 시 각 염색체의 보호캡(텔로미어 telomeres 로 지칭, 아래 팁 참고)이 손실되는 비율에 의해 결정된다.

Tip. 텔로미어(Telomeres)

텔로미어는 비유하자면 끈이 풀리지 않도록 하기 위해 신발 끈에 달려 있는 플라스틱 캡과 같은 것이다. 텔로미어가 사라지면 DNA는 마치 캡이 없는 신발 끈처럼 불안정해진다. 세포가 계속 분열하도록 방치하는 것은 매우 위험하다. 잘못된 식단, 염증, 운동 부족 같은 특정한 생활 습관은 세포 분열을 가속화하며 염색체에서 텔로미어가 상실되는 비율을 높일 수 있다. 당신은 두 가지의 나이를 가지고 있다. 첫 번째 나이는 생년월일에 의해 결정되고, 두 번째 나이는 세포의 나이인 생체 나이로 결정된다. 이 생체 나이는 당신의 생활 습관으로 인해 이제까지 세포가 얼마나 분열했는지, 그리고 생활 습관과 관련된 요인들로 DNA가 얼마나 잘 유지되고 있는지에 달려 있다.

세포 분열이 멈추면 해당 세포는 노화 세포가 된다. 노화 세포는 여전히 활동을 하지만, 염증 분자를 생성하거나 다양한 노인성 질환 유발에 관여한다. 우리에게 일어나는 세포 분열의 수는 고정된 것이 아니라 넓은 범위(성인은 50~70번 분열) 안에서 신체 상태에 따라 다양하게 나타난다.

시간은 누구에게나 같은 속도로 흐르지만 세포는 모두 동일한 비율로 분열하지 않는다. 각 세포에서 손실되는 DNA의 텔로미어의 양도 다르다. 이것은 같은 날에 태어난 두 사람이 서로 다른 생물학적 나이를 가질 수 있고, 앞으로 거쳐야 할 세포 분열의 횟수 또한 다르다는 것을 의미한다.

움직임은 우리 몸의 세포에 직접적인 영향을 미친다는 점에서 중요하다. 우리는 '노인들을 위한 안전한 운동'과 같은 전형적인 책을 쓰기보다는, 나이가 들어도 활력 있는 생활을 하기 위한 일상적 움직임이 존재한다는 메시지를 모든 연령대에 전하고 싶었다. 이러한 움직임은 당신의 삶에 역동성을 되찾아줄 뿐만 아니라 당신의 세포에 생명을 불어넣는다. 내가 지금까지 우리 삶에서 왜 움직임이 중요한지에 대해 글을 쓰고 가르쳐온 이유가 여기에 있다. 우리는 역동적으로 나이를 먹을 수 없다. 그러나 나이가 들어도 역동적으로 살 수는 있다.

3부

수건 한 장으로 시작하는 기적의 스트레칭

전신 준비 운동

하루 종일, 언제 어디서든 운동할 수 있다. 하지만 일상적인 운동의 순서와 방법을 먼저 정해두면 운동에 집중하는 데 도움이 된다.

필요 장비

- 의자 • 말아놓은 수건 (또는 반원형 폼롤러) • 공
- 받침용 쿠션 (또는 베개나 담요) • 딱딱하고 평평한 의자

부위별 동작

일어서서 자세를 확인하고 동작을 시작하라. 발은 골반 넓이로 벌리고, 체중을 발뒤꿈치에 싣는다. 다리는 곧게 펴고, 무릎에 힘을 뺀다. 골반

과 갈비뼈가 몸의 중심에 오게 한다. 아래를 내려다보면서 다음 동작을 실시 한다.

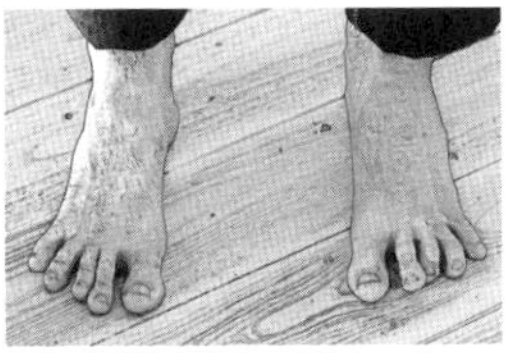

• 발가락 사이를 벌린다.

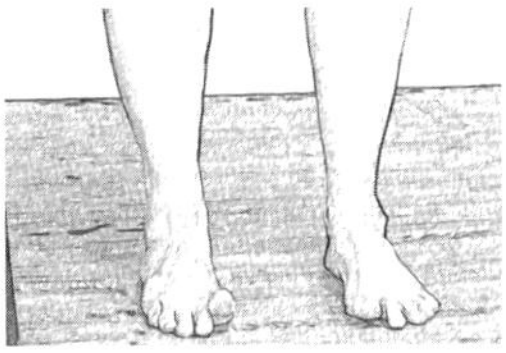

• 엄지발가락을 각각 들어 올린다.

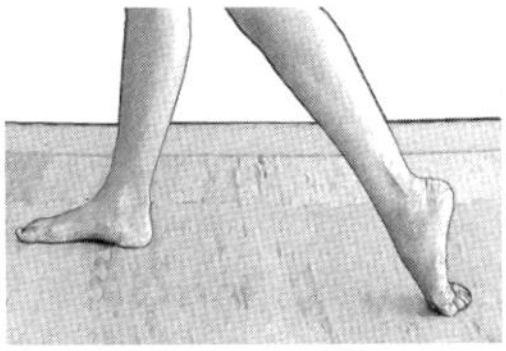

• 발등을 늘인다. 다른 발도 동일하게 반복한다.

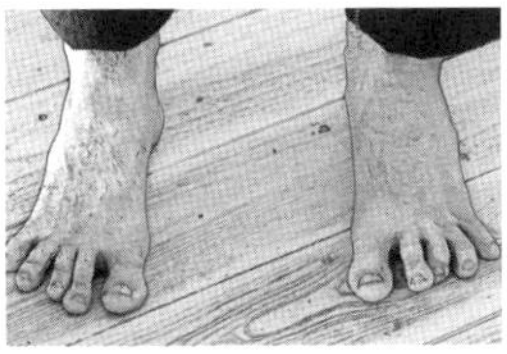

• 발가락을 다시 벌리고, 들어 올려서 흔든다. 이어서 엄지발가락을 각각 들어 올린다.

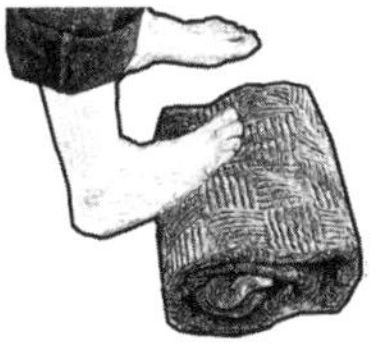

• 종아리 스트레칭 1을 한다(64~65쪽 참고). 다른 발도 동일하게 반복한다.

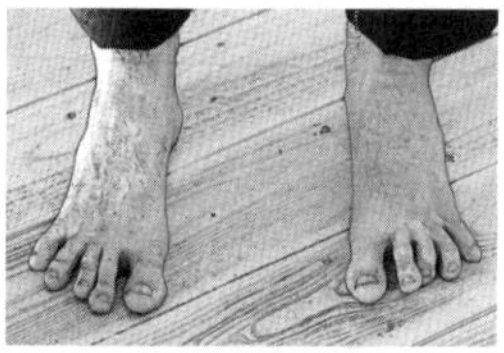

• 발가락을 다시 벌리고, 들어 올려서 흔든다. 이어서 엄지발가락만 들어 올린다.

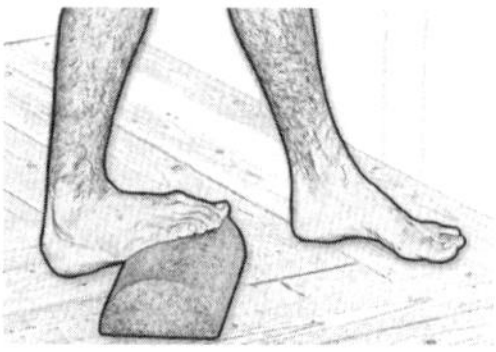

• 종아리 스트레칭 2를 한다(65~66쪽 참고). 다른 발도 동일하게 반복한다.

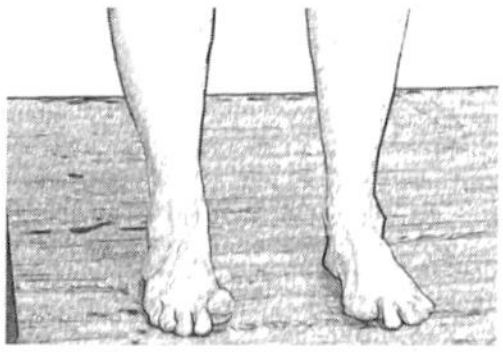

• 발가락을 벌리고, 엄지발가락을 각각 들어 올린다.

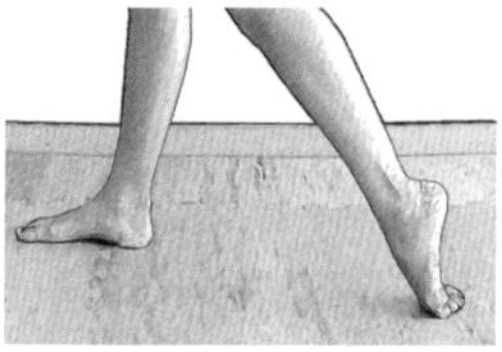

• 발등을 늘인다. 다른 발도 동일하게 반복한다.

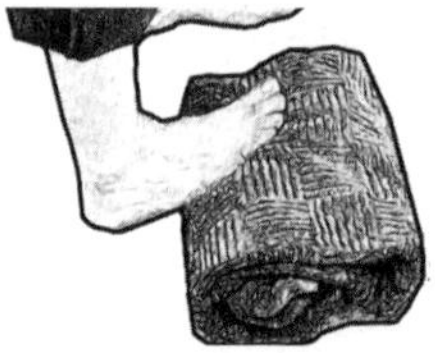

• 종아리 스트레칭 1을 한다. 다른 발도 동일하게 반복한다.

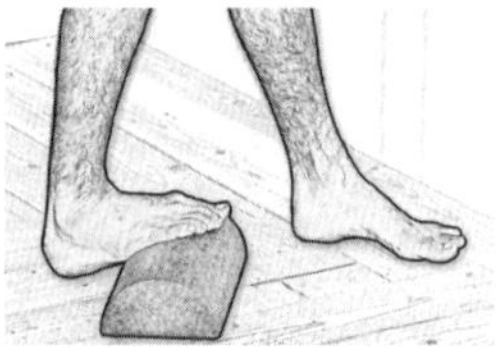

• 종아리 스트레칭 2를 한다. 다른 발도 동일하게 반복한다.

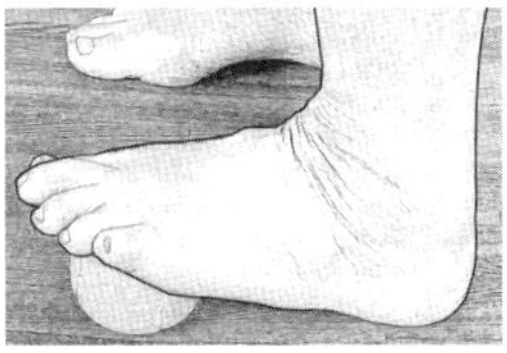

• 공을 발밑에 넣고 발바닥을 스트레칭한다. 다른 발도 동일하게 반복한다.

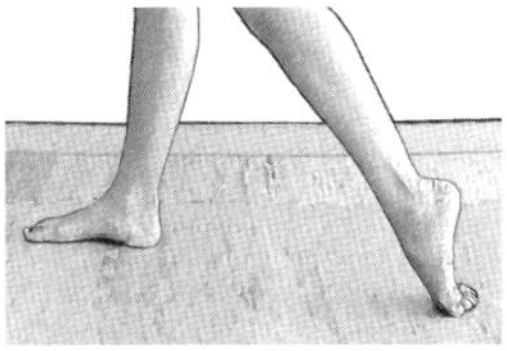

• 발등을 늘인다. 다른 발도 동일하게 반복한다.

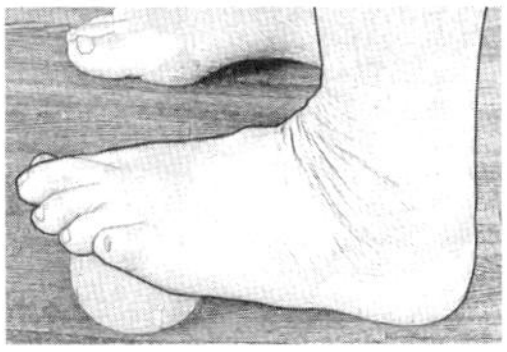

• 공을 발밑에 넣고 발바닥을 스트레칭한다. 다른 발도 동일하게 반복한다.

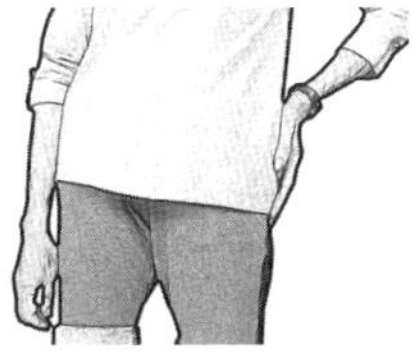

• 골반 운동을 한다. 다른 쪽도 동일하게 반복한다.

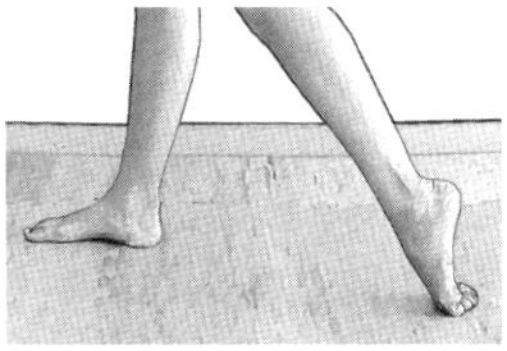

• 발등을 늘인다. 다른 발도 동일하게 반복한다.

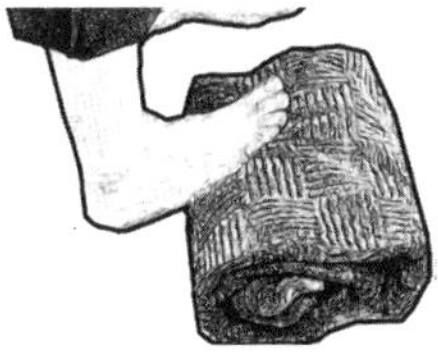

• 종아리 스트레칭 1을 한다. 다른 발도 동일하게 반복한다.

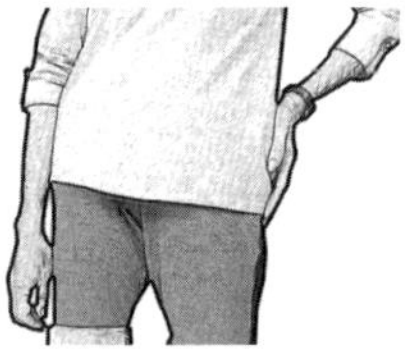

• 골반 운동을 한다. 다른 쪽도 동일하게 반복한다.

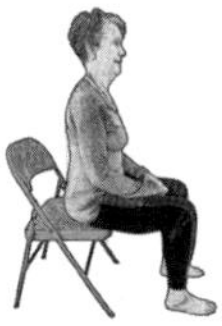

• 의자 또는 바닥에서 앉았다 일어나기를 3~4회 반복한다.

여기까지만 하고 멈추어도 좋다. 운동을 더 많이 하려면, 마지막 앉은 자세에서 내려와 바닥에 눕는다.

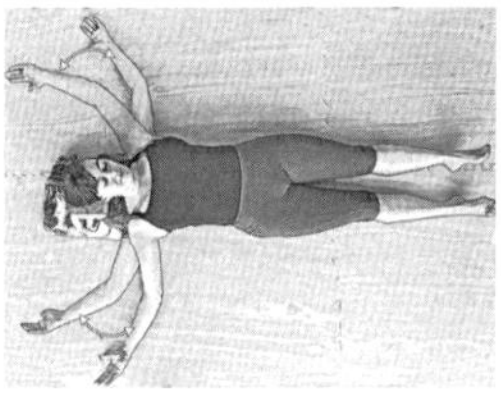

• 큼지막한 쿠션을 등에 받치고, 누워서 하는 가슴 스트레칭을 10~20회 반복한다(121~122쪽 참고).

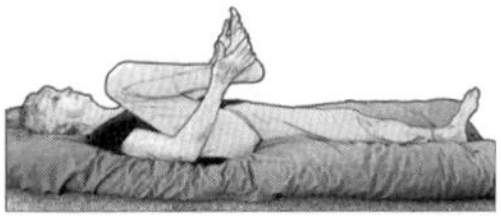

• 누운 채로 한쪽 무릎을 가슴까지 끌어올려 발을 잡는다. 다른 쪽 다리도 동일하게 반복한다. 당장은 의자에 앉아서 이 동작을 하고 있더라도 나중에는 누워서도 할 수 있다.

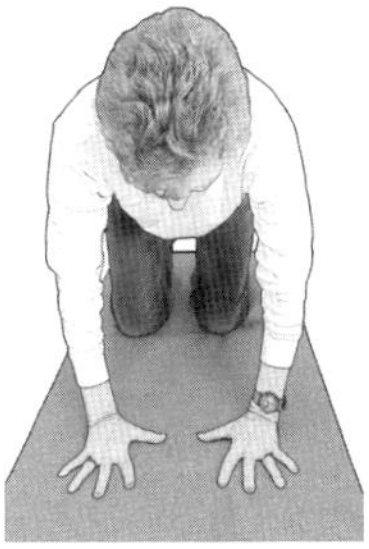

• 엎드려서 두 손과 무릎을 바닥에 댄다. 필요하다면 바닥에 푹신한 이불이나 요가 매트를 깔고 한다. 손가락 사이를 벌려 엄지손가락끼리 마주 보도록 한다. 팔꿈치가 뒤를 향하도록 손목과 어깨를 조절한다.

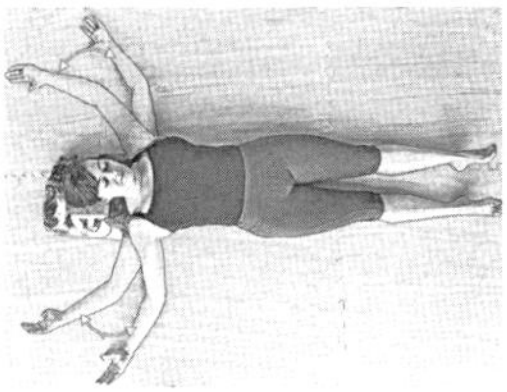

• 다시 쿠션을 베고 누워서 하는 가슴 스트레칭을 10~20회 반복한다.

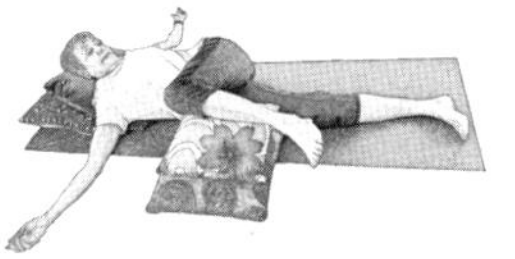

• 쿠션을 등에 대고 누워서 허리 비틀기 동작을 한다(138쪽 참고). 다른 쪽 다리도 동일하게 반복한다.

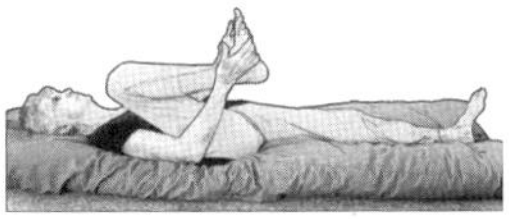

• 누운 채로 한쪽 무릎을 가슴까지 끌어올려 발을 잡는다. 다른 쪽 다리도 동일하게 반복한다.

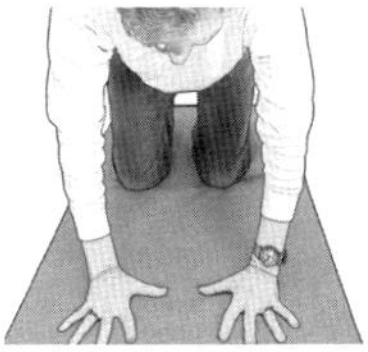

• 엎드려서 두 손과 무릎을 바닥에 댄다. 손가락을 벌려서 펼치고 양 팔꿈치가 뒤를 향하도록 바로 잡는다.

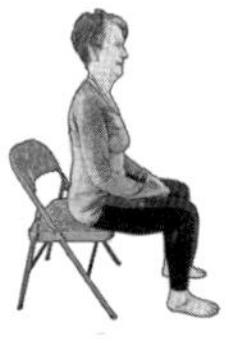

• 의자에서 일어났다가 다시 앉는다. 일어나는 방법에 주의하자.

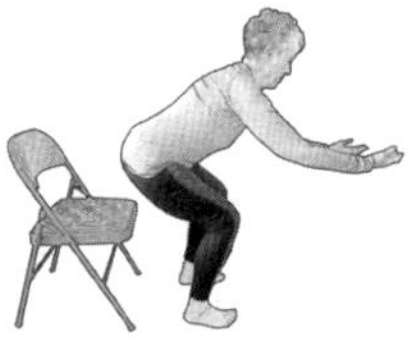

• 의자에서 살짝 엉덩이를 들고 의자에 앉은 것처럼 스쿼트 자세를 취한다. 4~5회 반복한다.

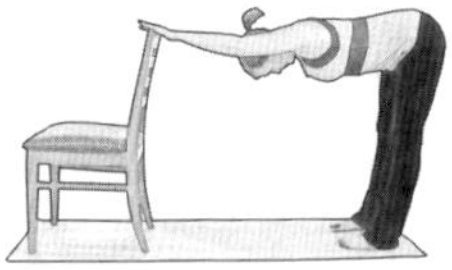

• 벽 또는 의자 등받이를 잡고 가슴을 스트레칭한다.

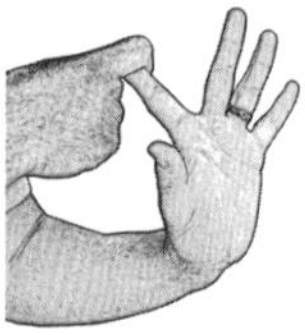

• 손가락을 하나씩 다른 손으로 잡고 뒤로 당겨 스트레칭해준다.

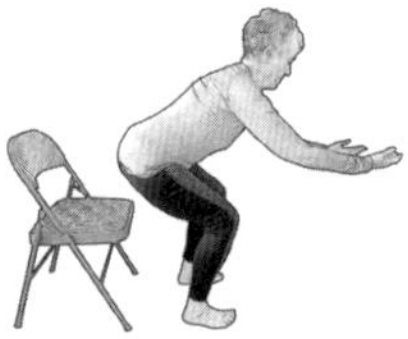

• 의자에서 살짝 엉덩이를 들고 의자에 앉은 것처럼 스쿼트 자세를 취한다. 4~5회 반복한다. 이때 정강이가 발보다 앞으로 나오지 않도록 주의한다.

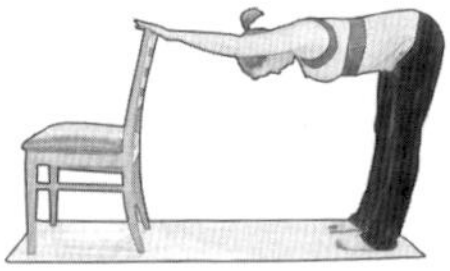

• 벽 또는 의자 등받이를 잡고 가슴을 스트레칭한다.

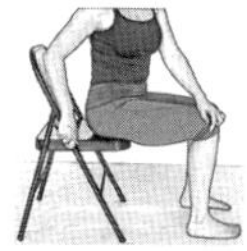

• 의자에 앉아 상체를 돌려 뒤를 바라본다. 반대편 도 동일하게 반복한다.

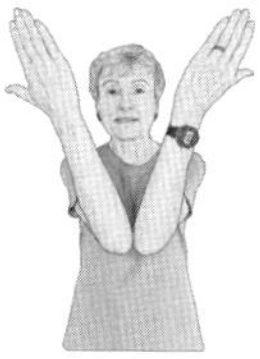

• 팔꿈치 닿기 운동을 한다.

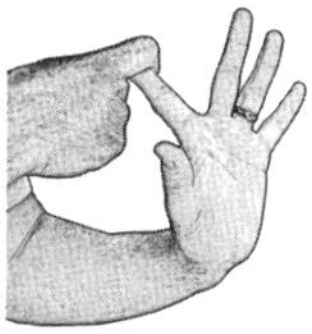

• 손가락 스트레칭을 한다.

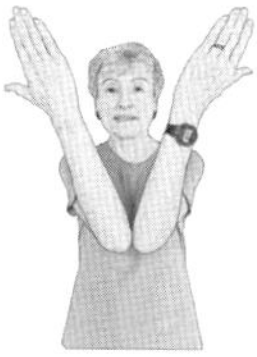

• 팔꿈치 닿기 자세를 취한 채 5회 크게 심호흡한다.

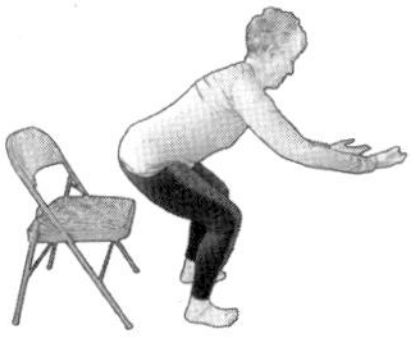

• 의자에 앉은 것처럼 스쿼트 자세를 취한다. 4~5회 반복한다.

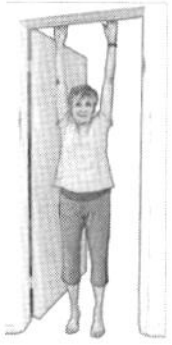

• 마지막으로 문턱에 올라가서 문 위로, 또는 문 옆으로 팔을 뻗은 채 4~5회 심호흡을 하며 유지한다. 이때 갈비뼈를 아래로 당긴다.

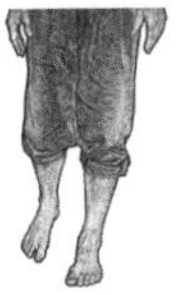

- 한쪽 다리로 서서 20초 동안 유지한다. 이때 들고 있는 다리가 바닥에 닿지 않도록 한다. 반대편도 동일하게 반복한다.

크게 심호흡을 하면서 전신 준비 운동을 마친다.

유연한 발을 위해

특별한 설명이 없는 한, 각 운동은 매회 30초에서 1분 동안 두 번 내지 세 번씩 반복하는 것을 목표로 한다. 균형을 유지해야 하는 운동을 할 때는 벽이나, 안정적으로 잡을 만한 의자 또는 선반 옆에서 한다.

모든 운동은 자세부터 정렬하고 시작한다. 발은 정면을 향하여 골반 넓이로 벌리고 무릎에 힘을 뺀 뒤 골반과 흉곽을 몸의 중심에 위치시키고, 턱을 몸 쪽으로 당긴다. 앉아서 하는 운동인 경우 무릎은 발목 위로, 발은 정면을 향하게 하고, 골반과 갈비뼈는 몸의 중심에 둔다. 고개는 아래로 살짝 당긴다.

앉아서 하는 발등 스트레칭

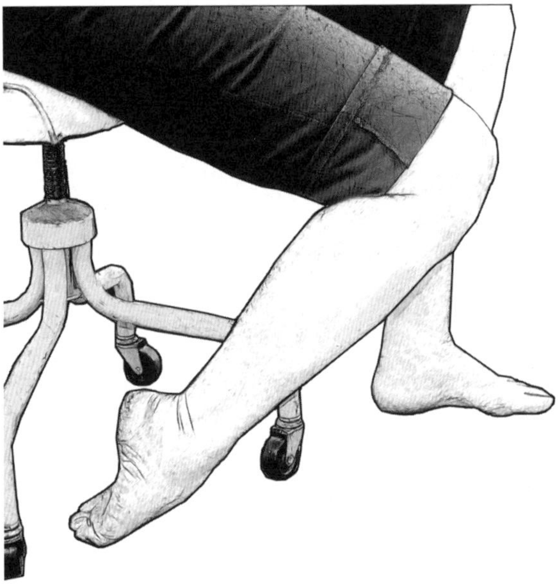

단계별 지침

- 의자의 앞부분에 걸터앉는다.
- 오른쪽 발등이 바닥에 닿게 한다.
- 발뒤꿈치가 가운데 오게 한다. 이때 발목이 옆으로 넘어가지 않게 하라.
- 절대 억지로 발등을 바닥에 밀어 넣지 않는다. 근육이 이완됨에 따라 서서히 발을 낮춘다.
- 왼쪽 발등도 동일하게 반복한다.

서서 하는 발등 스트레칭

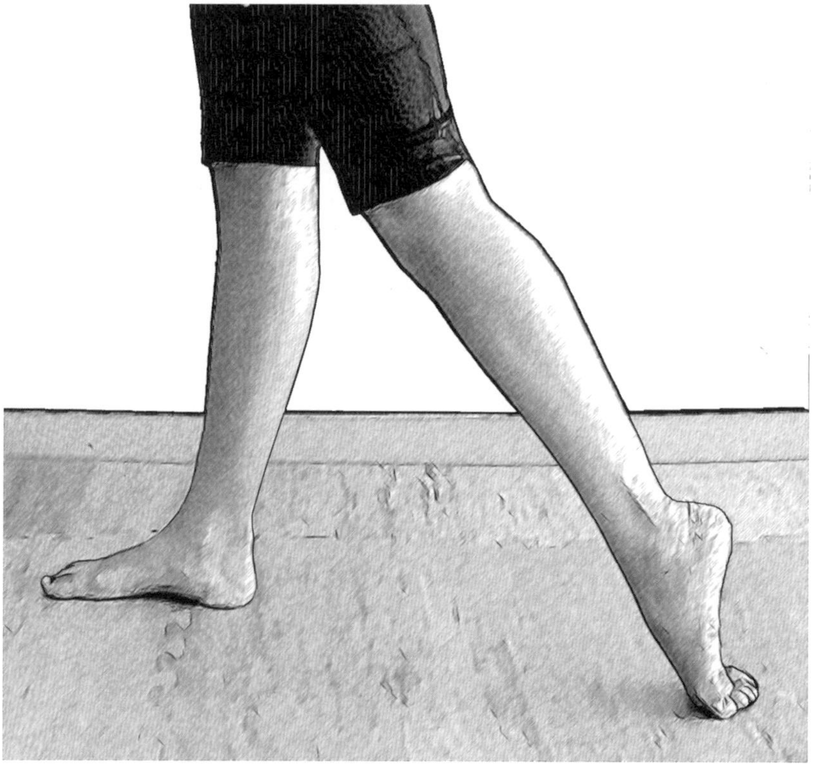

단계별 지침

- 서 있는 자세에서 오른발을 뒤쪽으로 뻗어 발등이 바닥에 닿게 한다.
- 가슴과 엉덩이를 왼발 위에 일직선으로 위치시킨다.
- 스트레칭 강도를 줄이려면 다리를 조금만 뒤로 뻗어 다리 사이의 간격을 줄인다.
- 왼쪽 발등도 동일하게 반복한다.

발바닥 스트레칭

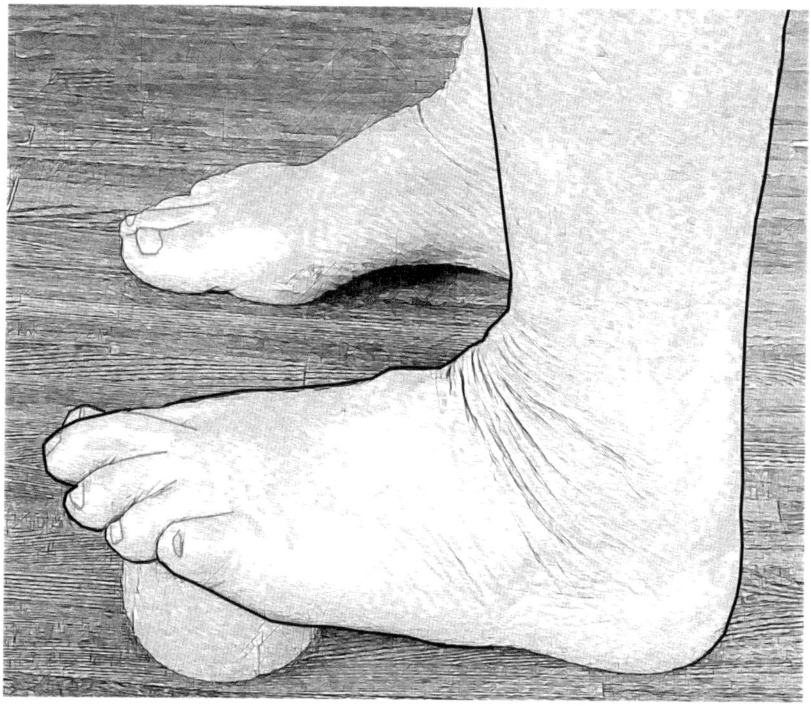

단계별 지침

- 앉거나 서서 발바닥의 아치 부분에 테니스공(또는 스쿼시공)을 넣는다. 한 번에 한 발씩 실시한다.
- 천천히 공에 체중을 싣는다(부하를 줄이려면 앉아서 한다).
- 발을 앞뒤, 양옆으로 움직여서(청소기로 바닥을 구석구석 청소하듯이) 발 안쪽의 관절 마디마디를 부드럽게 마사지한다.
- 크기와 단단함이 다른 공으로 다양하게 시도해본다.

수동적인 발가락 사이 늘리기

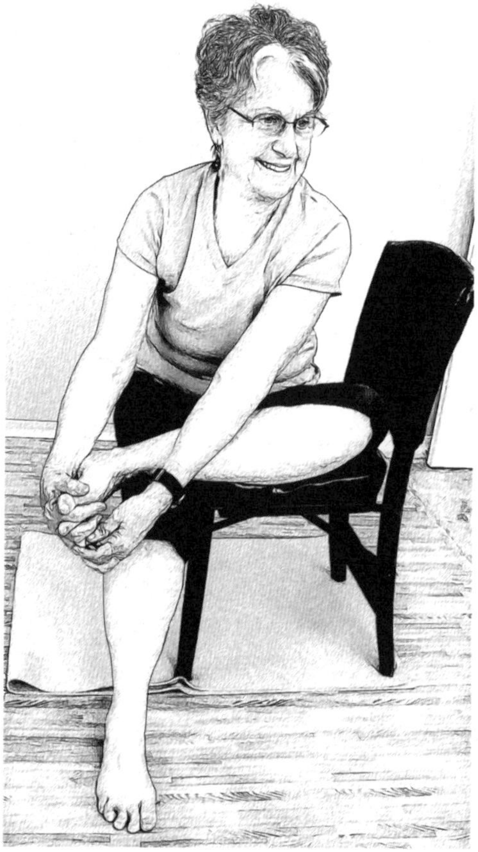

단계별 지침

- 앉아서 한쪽 발목을 다른 쪽 무릎 위에 올려놓는다.
- 손으로 부드럽게 발가락 사이를 벌리면서 발가락을 서로 멀리 잡아당긴다.
- 좀 더 강하게 스트레칭하려면, 발가락 사이에 손가락을 깊숙이 밀어 넣어 깍지를 낀다.
- 강도를 높이려면 손가락을 가볍게 펴서 발가락이 더 벌어지도록 한다.
- 스트레칭 강도를 줄이려면 반대로 하면 된다.
- 한 번에 최대 1분까지 이 동작을 유지하라.
- 관절 교체로 인해 주의가 필요하거나, 이 동작을 할 때 엉덩이가 너무 아프다면 47쪽을 참조하라.

능동적인 발가락 사이 늘리기

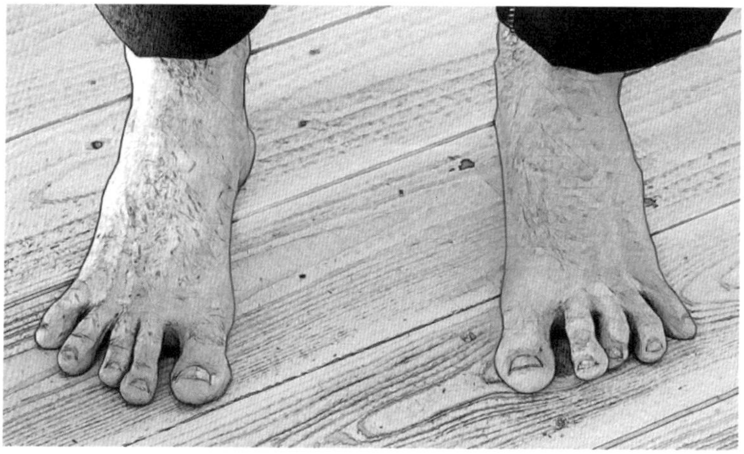

단계별 지침

- 다리를 골반 넓이로 벌리고 발끝이 앞을 향하도록 서라. 이때 체중을 발뒤꿈치에 싣는다.
- 발가락을 모두 바닥에 붙인 채 발가락 사이를 최대한 벌려라.
- 이 동작을 하루 종일 반복한다(주의: 이 동작을 할 수 없을 정도로 꽉 조이는 신발은 신지 않도록 한다).

발가락 들어 올리기

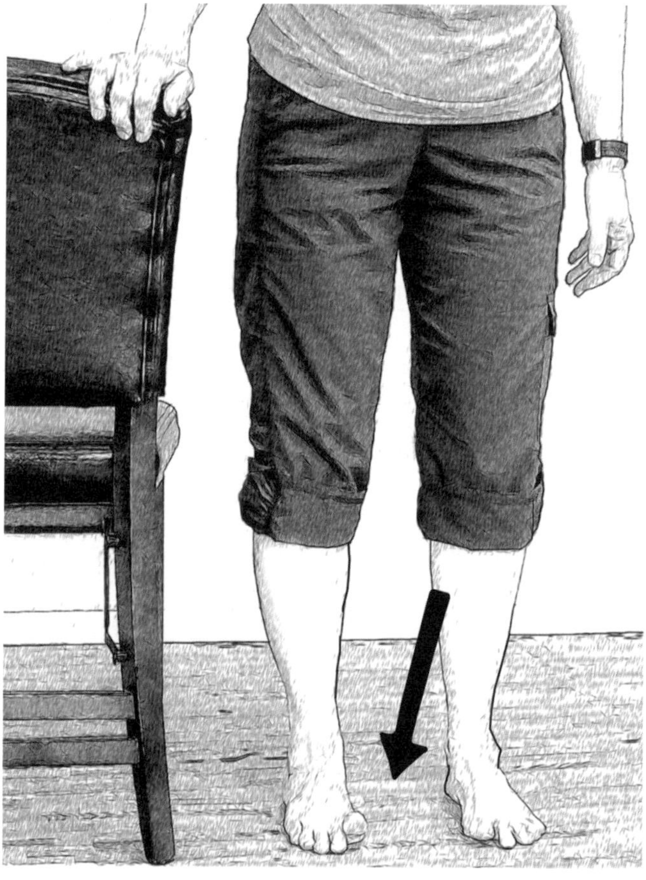

단계별 지침

- 발가락을 모두 바닥에 붙인 채 양쪽 엄지발가락을 들어 올린다.
- 그리고 왼쪽 발의 엄지발가락을 들어 올린다. 이어서 오른쪽 발의 엄지발가락을 들어 올려보자.
- 엄지발가락이 옆으로(새끼발가락 쪽으로) 눕지 않게 위로 똑바로 들어 올린다.
- 엄지발가락을 들어 올린 후에는 양발의 검지 발가락을 위와 같은 방법으로 들어 올려라. 이때 발바닥이 바닥에서 떨어지지 않도록 주의한다.
- 그다음에는 장지, 약지, 새끼발가락을 차례로 위와 동일하게 들어 올린다.
- 발가락을 모두 한 번에 들어 올린 다음 하나씩 내려놓는다.
- 한 번에 한 발씩 반복해서 연습한다.

부드러운 종아리를 위해

종아리 스트레칭 1

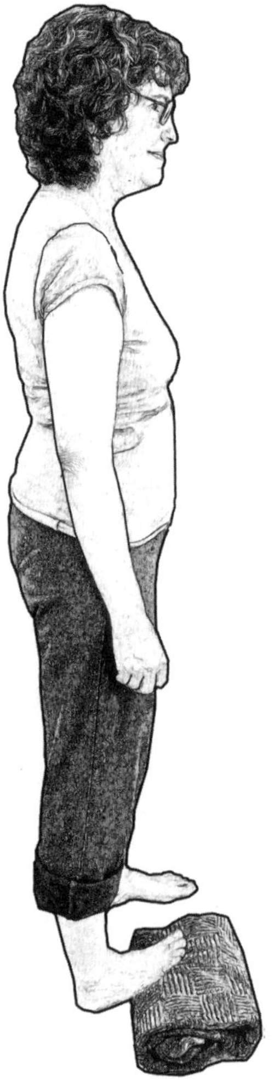

단계별 지침

- 두툼하게 접거나 말아놓은 수건(또는 돌돌 말은 요가 매트)을 앞에 준비한다.
- 맨발로(또는 양말을 신고) 발바닥 앞부분을 수건 위에 올려놓는다.
- 발끝을 앞으로 향하게 하고 다리를 천천히 똑바로 세운다.
- 몸통이 앞으로 기울어지지 않도록 하면서 몸을 바로 세우고 반대쪽 발을 앞으로 뻗는다.
- 처음에는 반대편 다리를 수건 뒤에 두는 것이 일반적이다. 몸이 앞으로 기울어지거나 무릎이 구부러지거나 균형을 잃는다면 보폭을 줄여라.
- 익숙해지면 수건 대신 반원형 폼롤러를 사용한다.

종아리 스트레칭 2

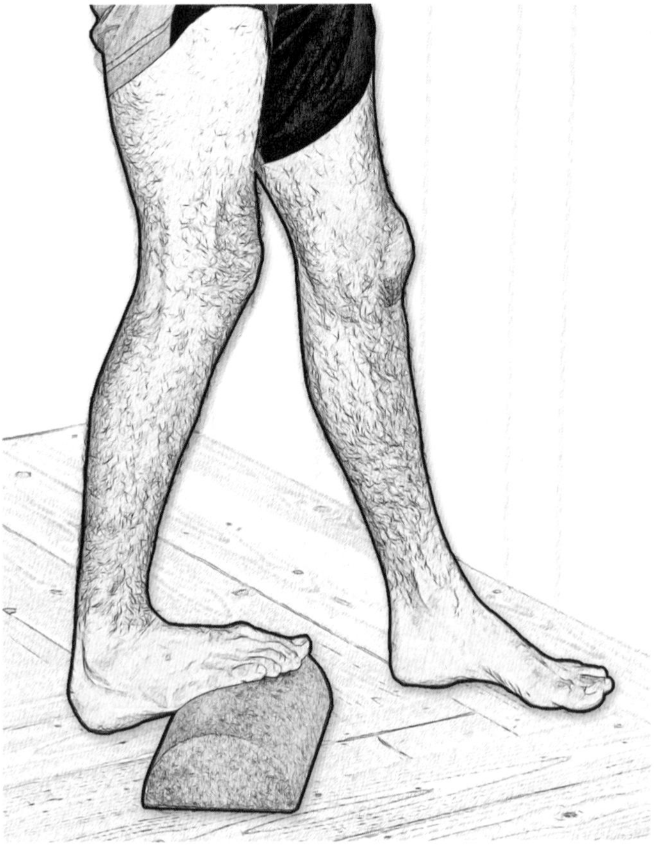

단계별 지침

- 종아리 스트레칭 1의 자세에서 수건(또는 반원형 폼롤러)위에 다리를 올리고 무릎을 구부린다.
- 발뒤꿈치를 바닥으로 누르면서 살짝 앞쪽으로 밀어준다.

튼튼한 엉덩이와 골반을 위해

한 발로 서기

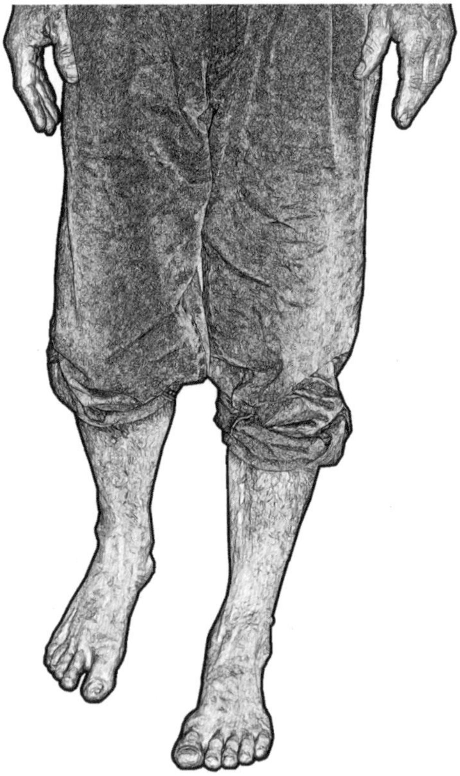

단계별 지침

- 벽이나 의자를 가볍게 잡고 한쪽 다리로 선다.
- 불필요한 부분의 긴장을 푼다.
- 발가락에 힘을 빼고 엉덩이가 발뒤꿈치 위에 오도록 조절한다. 무릎도 긴장하여 슬개골이 올라가지 않도록 힘을 빼고 곧게 편다. 어깨가 올라가지 않도록 아래로 내리고 편안하게 호흡한다.

골반 운동

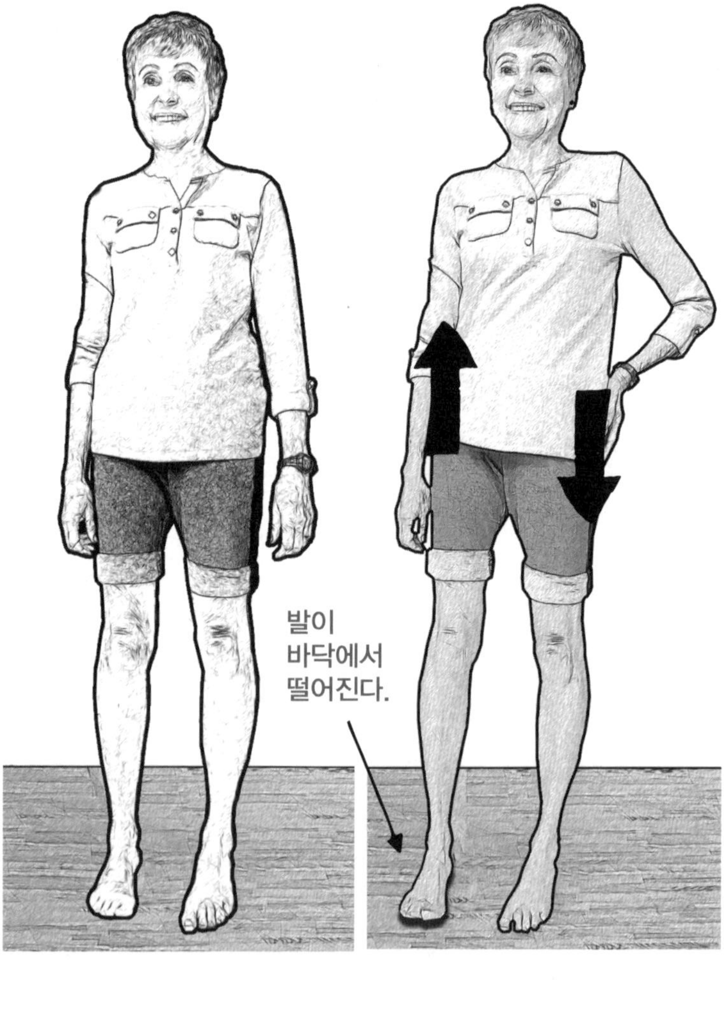

단계별 지침

- 자세를 정렬한 후 오른쪽 엉덩이에 손을 올리고 엉덩이 바깥쪽 근육을 사용하여 오른쪽 골반을 아래로 내린다. 이때 왼발이 바닥에서 떨어지게 된다.
- 왼발이 당장 바닥에서 들리지 않더라도 괜찮다. 가능할 때까지 이 근육들을 사용하는 연습을 계속하라.
- 무릎을 굽히지 않았는지 확인하고, 반대편 허리를 사용하여 골반을 들어 올리지 않도록 주의한다.

생활 속에서 근력을 강화하는 동작

의자를 이용한 스쿼트 동작

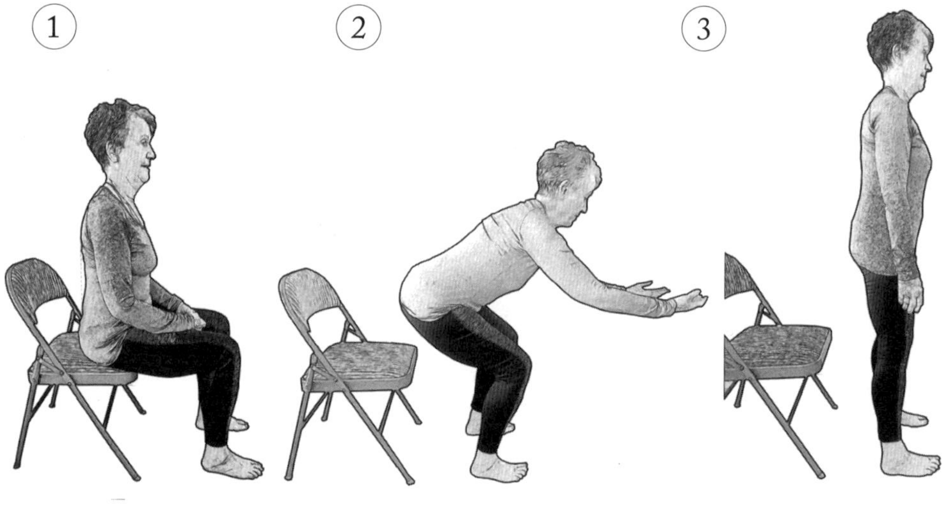

단계별 지침

- 평평하고 딱딱한 의자에 골반을 펴고 앉아 무릎 바로 아래 발목이 오도록 한다.
- 팔을 앞으로 나란히 하고 몸통을 앞으로 기울여 일어나면서 무게 중심을 발뒤꿈치에 둔다.
- 다시 천천히 앉아라. 계속해서 무게 중심은 발뒤꿈치에 둔다.
- 이 동작이 너무 힘들거나 통증이 느껴지는 경우, 수건이나 책, 요가 블록 등을 의자에 올려 조금만 일어나고 앉아도 된다.
- 익숙해지면 의자 위에 올려놓은 물건의 높이를 줄여나가도록 하라.

누워서 발 잡기

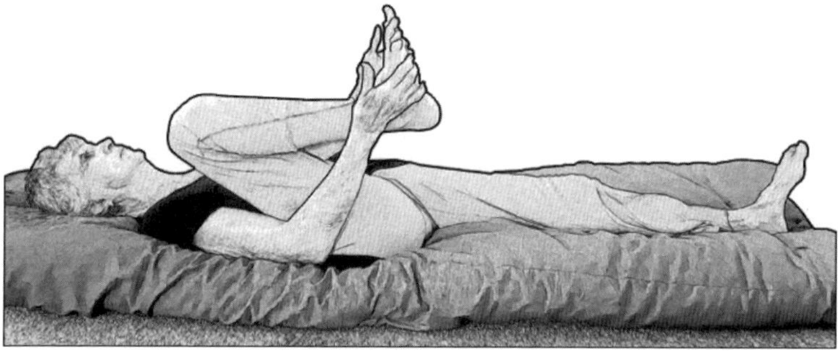

단계별 지침

- 등을 대고 눕는다.
- 편안하게 호흡을 유지하면서 한쪽 무릎을 가슴 쪽으로 가져온다.
- 한 손을 뻗어 발에 댄 다음 양손으로 같이 발을 잡는다.
- 반대편 다리도 동일하게 반복한다.
- 양손으로 발을 잡은 자세로 각각 1분간 유지한다.

턱 당기기

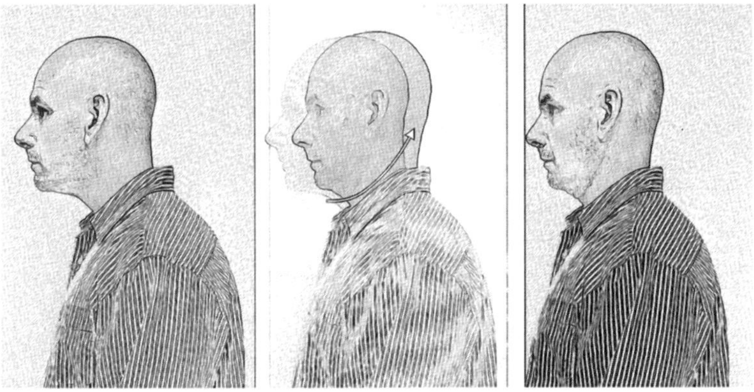

단계별 지침

- 턱을 들어 올리지 말고 뒷목을 늘인다.
- 귀가 어깨선에 올 때까지 턱을 몸 쪽으로 끌어당긴다.

누워서 하는 가슴 스트레칭

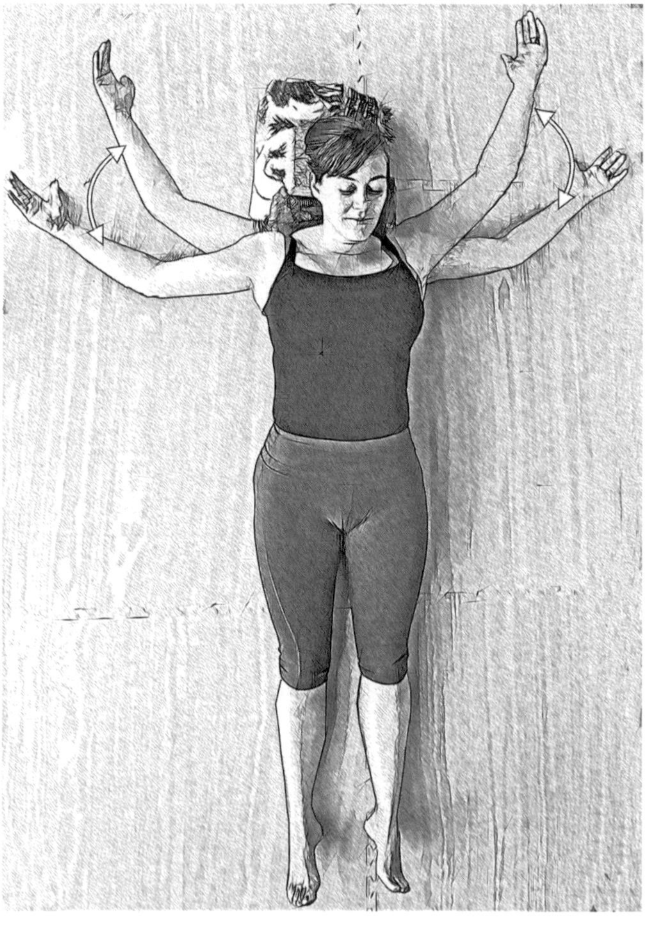

단계별 지침

- 갈비뼈가 바닥 쪽으로 내려오도록 머리 뒤에 쿠션이나 베개를 받치고 누워서 시작한다.
- 다리를 쭉 뻗는다.
- 양팔을 옆으로 벌린다. 손바닥을 위로 향하게 하고, 팔꿈치를 천장 방향으로 돌린다.
- 손등과 팔을 바닥 쪽으로 내리고 팔꿈치를 약간 구부린다.
- 팔을 최대한 벌린 후에는 천천히 팔을 휘저어 머리까지 올린다.
- 어느 정도 했다면, 이번에는 엄지손가락이 바닥에서 떨어지지 않을 때까지만 팔을 올렸다 내렸다 한다.
- 한동안 이 동작을 한 후에는 갈비뼈의 위치를 관찰하면서 몇 번 더 반복한다. 갈비뼈를 아래로 내린 자세를 유지하면서, 팔을 머리 위로 올릴 때 갈비뼈가 따라 올라가지 않도록 유의한다.

서서 하는 가슴 스트레칭

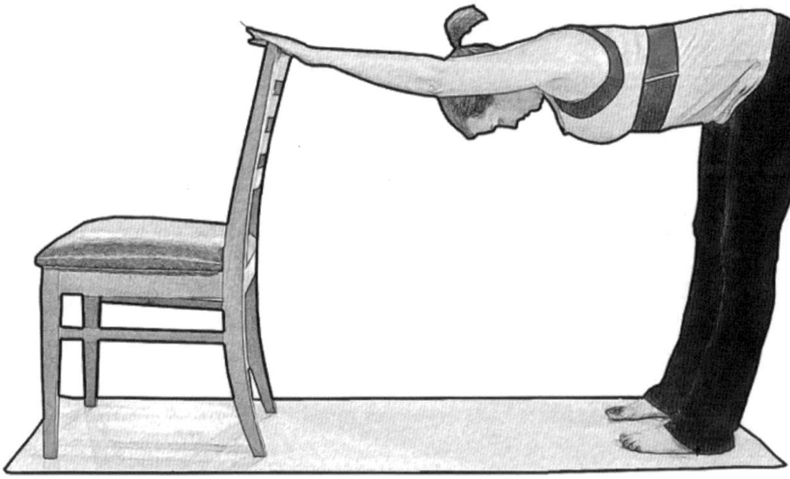

단계별 지침

- 벽, 조리대, 또는 의자의 등받이를 마주하고 선다. 높은 곳에서부터 시작하여 점차 높이를 낮춘다.
- 양손을 벽, 또는 의자 등받이나 조리대 위에 올리고 상체를 숙여 팔이 완전히 펴질 때까지 위치를 조절한 후 가슴을 팔 아래로 내린다.
- 다리를 최대한 곧게 펴고 발뒤꿈치에 체중을 실어 발가락이 쉽게 움직일 수 있게 한다.
- 머리와 목은 편안하게 이완시킨다.

문을 이용한 팔 스트레칭

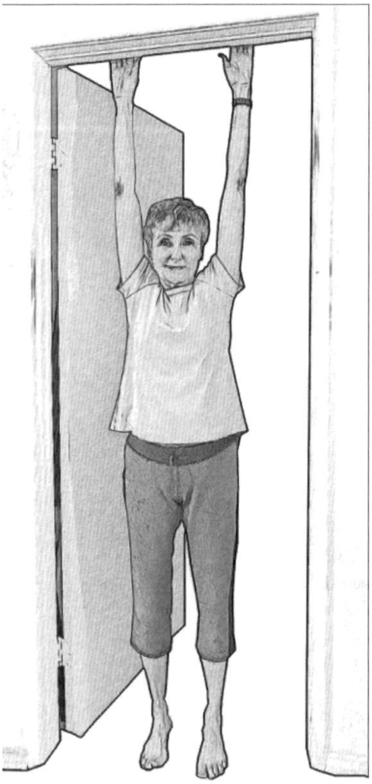

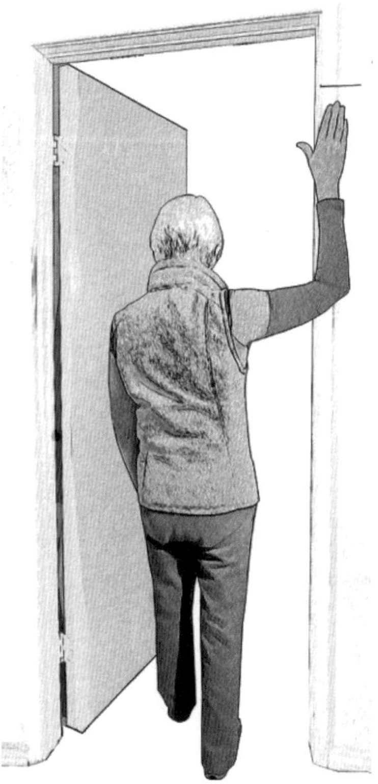

단계별 지침

- 출입문 위 벽에 닿을 때까지 팔을 뻗고 갈비뼈는 최대한 아래로 내려오게 한다.
- 한 번에 두 팔을 뻗을 수 없다면, 한 번에 한 팔씩 문 옆의 벽에 대고 손가락을 최대한 위로 올려라.
- 갈비뼈를 낮추면 팔과 어깨를 더 잘 움직일 수 있다.
- 오른팔과 왼팔을 반복해서 연습한다.
- 팔꿈치의 위치를 확인한다. 팔꿈치가 항상 바깥을 향하는지 살펴본다. 팔꿈치를 똑바로 세우고 팔, 어깨, 몸통의 움직임이 어떻게 변하는지 확인한다.
- 문을 지나다닐 때마다 몇 초 동안 이 동작을 실시한다.

갈비뼈 사이의 근육 강화

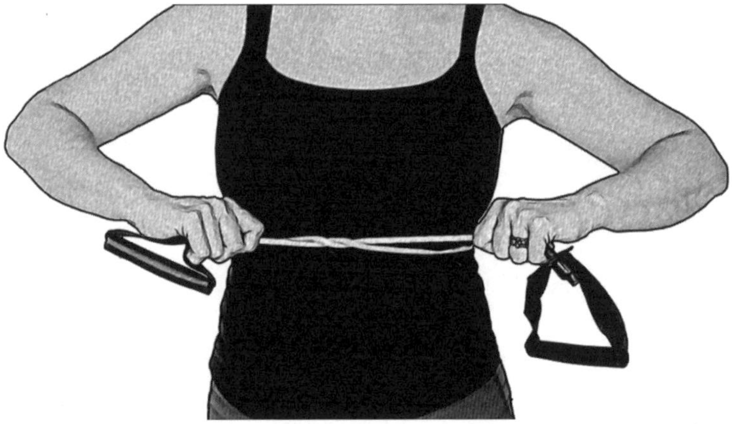

단계별 지침

- 앉거나 서서, 가슴 바로 밑의 흉곽 주위(브래지어 끈 또는 심장 박동 측정기 착용 높이)에 고무 밴드나 스타킹을 단단히 맨다.
- 갈비뼈를 몸의 중심에 둔다.
- 고무 밴드의 압박이 느껴질 때까지 흉부를 확장하며 숨을 깊이 들이마신다. 숨을 다 들이마실 때까지 밴드의 압박이 느껴지지 않는다면 밴드를 조금 더 단단하게 묶고 다시 시도하라.
- 숨을 내쉴 때, 흉부가 고무 밴드로부터 얼마나 멀어질 수 있는지 의식하면서 최대한 갈비뼈가 몸의 중심부에 가깝게 좁아지도록 한다.
- 이제는 숨을 내쉬는 대신 같은 위치에서 천천히 기침을 하면서 갈비뼈를 아래로 내려라.
- 숨을 길게 내쉬거나 기침을 하면서 갈비뼈를 아래쪽으로 당기는 동작을 반복한다.

유연하게 운전할 수 있는 몸을 위해

앉아서 허리 비틀기

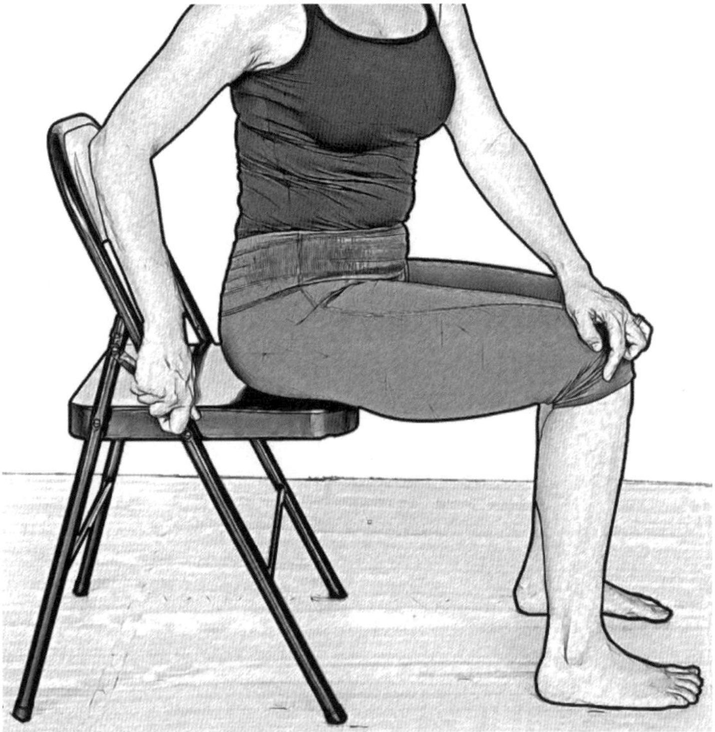

단계별 지침

- 앉은 자세에서 갈비뼈와 골반을 몸의 중심에 둔다.
- 갈비뼈를 들어 올리거나 골반을 앞뒤로 내밀지 않도록 주의한다. 긴장을 풀고 오른쪽으로 몸을 돌리고 그 상태를 잠시 유지한다.
- 다른 쪽도 동일하게 반복한다.

누워서 허리 비틀기

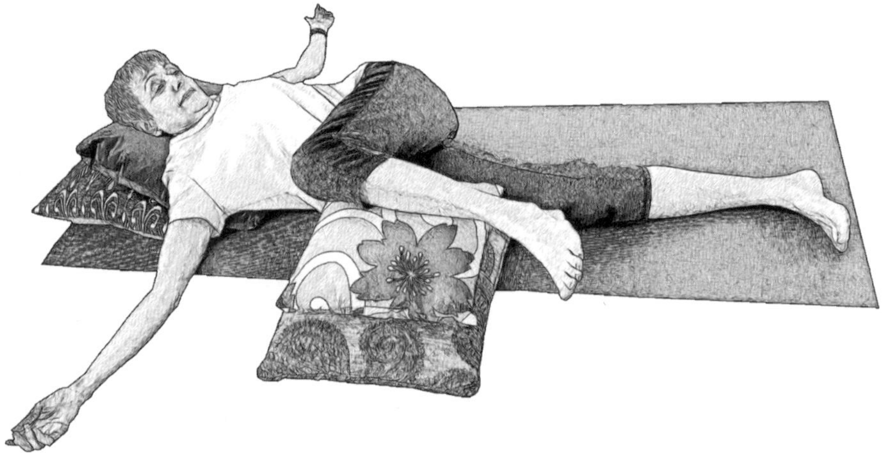

단계별 지침

- 쿠션을 등에 대고 누워서 갈비뼈가 아래로 내려오도록 한다.
- 골반을 2~5센티미터 오른쪽으로 움직이면서 오른쪽 무릎을 들어 엉덩이 위로 오게 한다.
- 골반을 회전시켜 무릎을 몸의 반대쪽으로 돌린다. 갈비뼈가 바닥에서 떨어지면 더 이상 비틀지 않는다.
- 갈비뼈가 바닥에서 떨어지지 않을 때까지만 몸을 비튼다. 절대 무리해서는 안 된다.
- 골반이 거의 움직이지 않고 무릎이 반대편 바닥 가까이 닿지 않는다면, 베개를 쌓아서 무릎을 그 위에 올려놓도록 하라. 이 방법은 척추의 부담을 줄이고 근육이 불필요하게 긴장하지 않도록 해준다.
- 반대편도 동일하게 반복한다.

바닥 또는 벽 짚고 손가락 벌리기

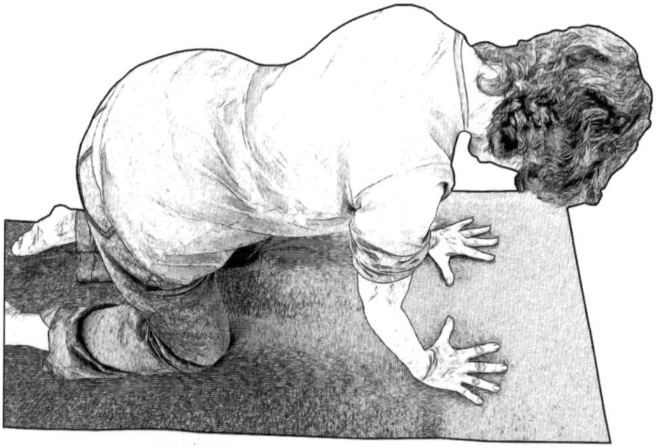

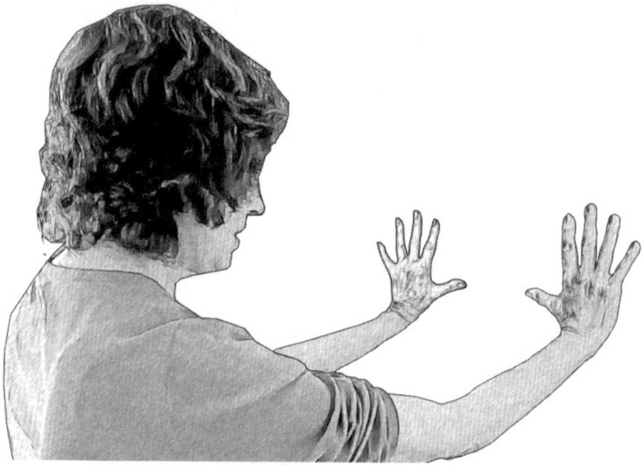

단계별 지침

- 엎드려서 손과 무릎을 바닥에 댄다. 지금 당장 이 자세가 어렵다면 일어나서 팔을 뻗어 벽에 손을 댄다.
- 양손의 가운뎃손가락이 똑바로 앞을 가리키도록 손을 정렬한다. 벽을 짚고 서 있다면 똑바로 위를 가리키도록 한다.
- 양손의 엄지손가락이 서로를 가리키며 가운뎃손가락에 수직이 되도록 최대한 멀리 움직인다.
- 팔꿈치를 안으로 당겨 팔꿈치 앞부분이 앞을 향하게 한다. 엄지손가락은 수직이 되게 하고, 손은 평평하게 펴서 힘을 뺀다. 이때 아래 그림을 참조하여 손가락 관절이 구부러지지 않도록 주의하자.

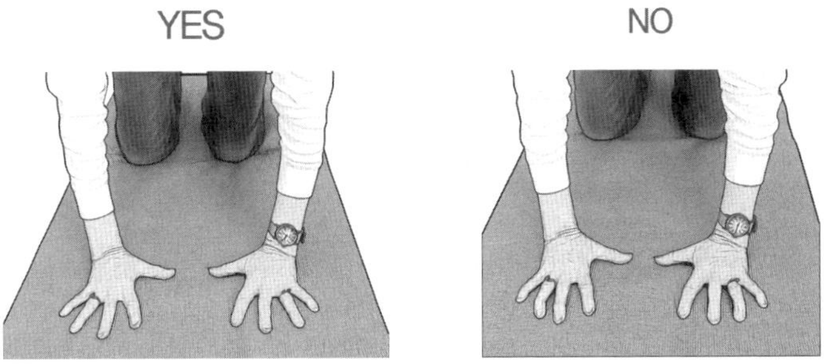

팔꿈치 당기 운동

①

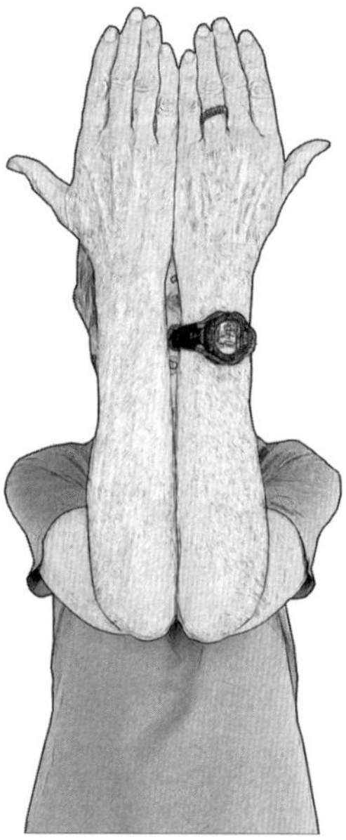

②

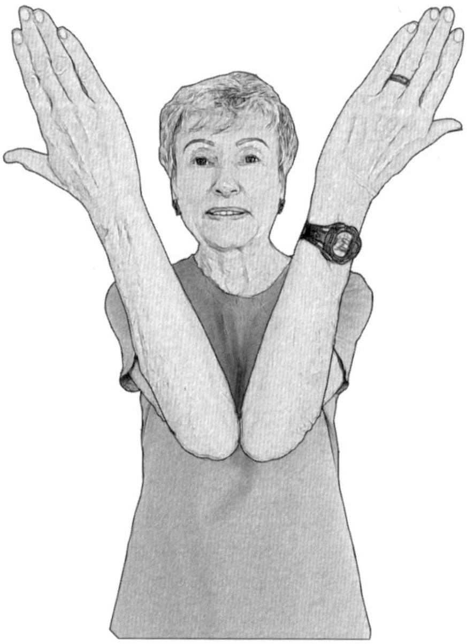

단계별 지침

- 팔을 앞으로 뻗어 팔꿈치를 90도로 굽힌 다음 손바닥이 얼굴을 마주 보게 한다. 팔꿈치가 서로 닿을 때까지 안으로 움직인다.
- 팔꿈치를 서로 닿게 하고 손목을 서로 멀리 떨어뜨린다.
- 이 동작을 쉽게 할 수 있다면 팔꿈치를 들어 올린다. 이때 어깨가 올라가지 않도록 주의하자.

손가락 스트레칭

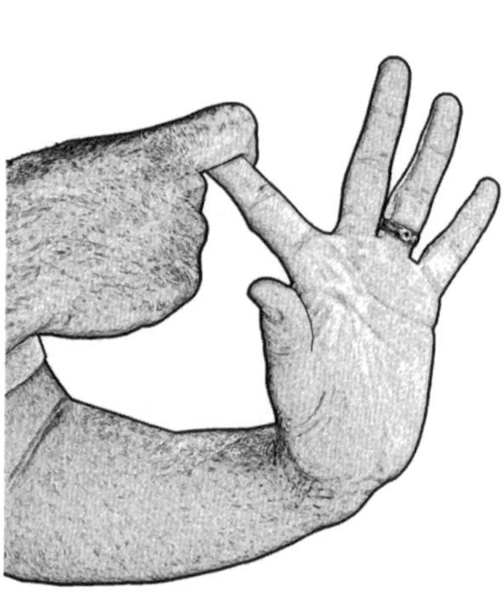

YES

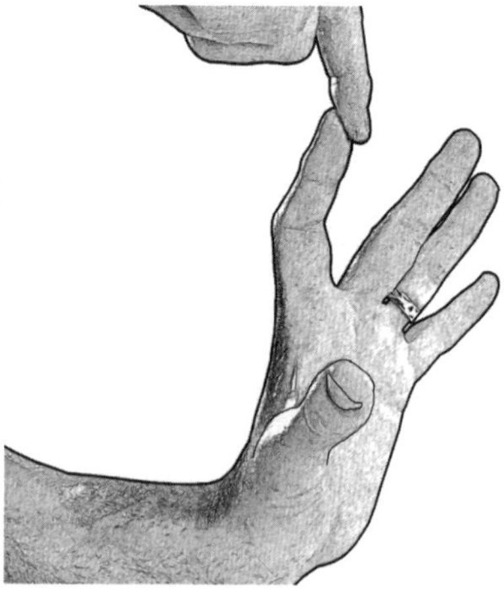

NO

단계별 지침

- 스톱(STOP) 사인을 하는 것처럼 손바닥을 펴서 앞에 둔다.
- 팔꿈치를 구부려 아래로 향하게 하고, 다른 손으로 한 번에 한 손가락씩 뒤로 잡아당겨 스트레칭한다.
- 옆의 그림을 참고하여 세 개의 관절 중 어느 것도 구부러지지 않도록 스트레칭하는 손가락에 세심한 주의를 기울인다.

골드너 4인방 소개

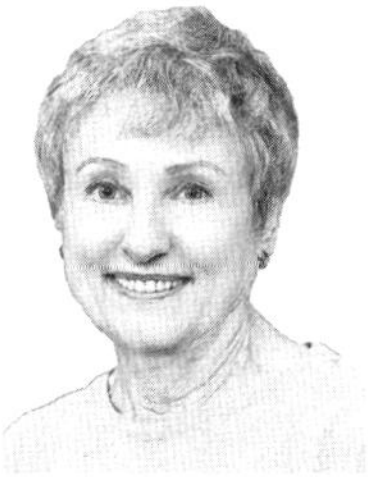

존 버지니아 앨런(Joan Virginia Allen)은 79세가 넘어서도 가르치고, 하이킹하고, 나무에 올라가 매달리면서 역동적인 노년을 보내고 있다. 존은 남편, 자녀, 손자, 형제자매, 친구들과 함께 그녀가 느끼는 활력과 삶의 기쁨을 나눈다. 현재 캘리포니아 주 오하이오에 살며, 변호사를 은퇴하고 배우, 작가, 강사로 활동 중이다.

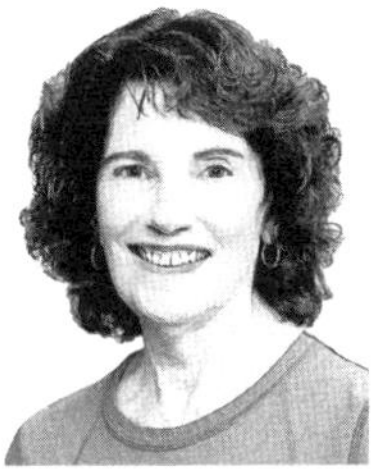

셸라 윌거스(Shelah Wilgus)는 그래픽 디자이너이자 섬유 예술가이다. 채식 위주의 생활 방식을 홍보하고 채식 요리 교실을 운영하면서 지구를 지키기 위해 노력하는 열혈 사진작가이기도 하다. 셸라는 노인(본인도 노인이지만)들과 일하는 것을 좋아하고, 오래된 사진을 디지털 방식으로 복원하는 것, 두 발로 세계를 탐험하는 것을 즐긴다. 종아리 스트레칭을 해가면서 말이다. 그녀는 캘리포니아 주 벤투라에 살고 있다.

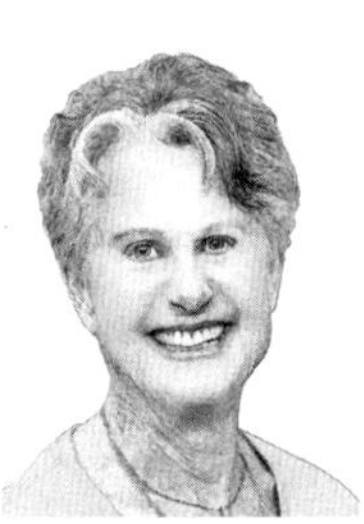

조이스 페이버(Joyce Faber)는 3대째 내려오는 교사 집안의 열정적인 교사이자 어머니, 할머니, 증조할머니이다. 일생을 바친 가르침에 대한 사랑은 지혜와 건강을 탐구하고 가르치는 것으로 이어져 80대가 되어서도 전신 운동을 하며 역동적인 삶을 살고 있다. 조이스는 케이티 보먼에게 배운 것을 전달하고 노인들을 가르치며, 가족과 친구들과 함께 야외에서 하이킹을 즐기고 있다. 그녀는 캘리포니아 주 벤투라에 살고 있다.

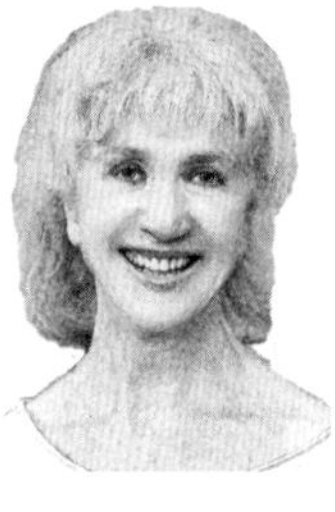

로라 우즈(Lora Woods)는 76번째 생일을 넘기며 새롭게 움직이는 생활을 시작했다. 그녀는 땅과 자연을 최대한 가까이 하며 활기차게 생활한다. 그녀의 마음속 우상은 랜디(Randy), 아만다(Amanda), 토마스 셰런(Thomas Sherren)이다. 로라는 캘리포니아 주 오하이오에 살고 있다. 도보로도 모든 생활이 가능하며 하이킹하기에 최고인 곳이다.

존, 셀라, 조이스, 로라에 대해 더 알고 싶다면 dynamicaging4life.com을 참고할 것.

참고문헌

American Geriatrics Society & A. Pomidor, Ed. 2016. *Clinician's Guide to Assessing and Counseling Older Drivers, 3rd Edition.* (Report No. DOT HS 812 228). Washington, DC: National Highway Traffic Safety Administration.

Balducci, S.; G. Iacobellis, L. Parisis, N. Di Biase, E. Calandriello, F. Leonetti, F. Fallucca. 2006. "Exercise training can modify the natural history of diabetic peripheral neuropathy." *Journal of Diabetes Complications* 20 (4): 216–23.

De Schryver, Anneke M., Yolande C. Keulemans, Harry P. Peters, Louis M. Akkermans, André J. Smout, Wouter R. De Vries, and Gerard P. Van Berge-Henegouwen. 2005. "Effects of Regular Physical Activity on Defecation Pattern in Middle-Aged Patients Complaining of Chronic Constipation." *Scandinavian Journal of Gastroenterology* 40(4): 422-429.

Donaldson, Jean M., and Robert Watson.1996. "Loneliness in Elderly People: An Important Area for Nursing Research." *Journal of Advanced Nursing* 24(5):952–924.

Fain, Elizabeth, and Cara Weatherford. 2016. "Comparative Study of Millennials' (Age 20–34 Years) Grip and Lateral Pinch with the Norms." *Journal Hand Therapy* 29(4): 483–488. doi: 10.1016/j.jht.2015.12.006.

Finlay, Jessica, Thea Franke, Heather McKay, Joanie Sims-Gould. 2015. "Therapeutic Landscapes and Wellbeing in Later Life: Impacts of Blue and Green Spaces for Older Adults." *Health & Place* 34:97–106.

Friedman, Susan M., Beatriz Munoz, Sheila K. West, Gary S. Rubin, Linda Fried. 2002. "Falls and Fear of Falling: Which Comes First? A Longitudinal Prediction Model Suggests Strategies for Primary and Secondary Prevention." *Journal of the American Geriatrics Society* 50(8): 1329–1335.

Greenman, R., L. Khaodhiar, C. Lima, T. Dinh, J. Giurini, A.Veves. 2005. "Foot Small Muscle Atrophy Is Present Before the Detection of Clinical Neuropathy." *Diabetes Care* 28(6): 1425–1430.

Hausdorff, Jeffrey M., Becca R. Levy, Jeanne Y. Wei. 1999. "The Power of Ageism on Physical Function of Older Persons: Reversibility of Age-Related Gait Changes." *Journal of the American Geriatrics Society* 47(11): 1346–1349.

Herman, T., N. Giladi, T. Gurevick, and J. M. Hausdorff. 2005. "Gait Instability and Fractal Dynamics of Older Adults with a 'Cautious' Gait: Why Do Certain Adults Walk Fearfully?" *Gait and Posture* 21(2): 178–185.

Khazaee-Pool, M., R. Sadeghi, F. Majlessi, and A. Rahimi Foroushani. 2015. "Effects of Physical Exercise Programme on Happiness Among Older People." *Journal of Psychiatric and Mental Health Nursing* 22: 47–57.

Lach, H. W. 2005. "Incidence and Risk Factors for Developing Fear of Falling in Older Adults. *Public Health Nursing;* 22 (1): 45–52.

Mayo Clinic. 2016. "Poor Diet and Lack of Exercise Accelerate the Onset of Age-Related Conditions in Mice." ScienceDaily.

NIH Senior Health. n.d. "Falls and Older Adults: Causes and Risk Factors." <nihseniorhealth.gov/falls/causesandriskfactors/01.html>

Park, B. J., Y. Tsunetsugu, T. Kasetani, T. Kagawa, and Y. Miyazaki. 2009. "The Physiological Effects Of Shinrin-Yoku (Taking In the Forest Atmosphere or Forest Bathing): Evidence From Field Experiments in 24 Forests Across Japan." *Environmental Health and Preventive Medicine* 15(1): 18-26. doi:10.1007/s12199-009-0086-9.

Shull, Pete B., Rebecca Shultz, Amy Silder, Jason L. Dragoo, Thor F. Besier, Mark R. Cutkosky, Scott L. Delp. 2013. "Toe-In Gait Reduces the First Peak Knee Adduction Moment in Patients With Medial Compartment Knee Osteoarthritis." *Journal of Biomechanics* 46(1): 122–128.

Sherrington, C., and H. B. Menz. 2003. "An Evaluation of Footwear Worn At the Time of Fall-Related Hip Fracture." *Age and Ageing* 32(3): 310-4.

Singh, Archana, and Nishi Misra. 2009. "Loneliness, Depression and Sociability in Old Age." *Industrial Psychiatry Journal* 18.1: 51–55. PMC. Web. 10 Dec. 2016.

Smith, J. Carson et al. 2014. "Physical Activity Reduces Hippocampal Atrophy in Elders at Genetic Risk for Alzheimer's Disease." *Frontiers in Aging Neuroscience* 6: 61.

Strickler, Jeff. 2015. "95-year-old shares tricks of safe falling." *Star Tribune*, March 2. <startribune.com/95-year-old-shares-tricks-ofsafe- falling/294726671/>

University of Minnesota. 2015. "Everyday Access to Nature Improves Quality of Life in Older Adults." [press release]. <twin-cities.umn.edu/news-events/everyday-access-nature-improves-quality-life-older-adults>

Zheng, Selin J., N. Orsini, Lindblad B. Ejdervik, and A. Wolk. 2015. "Long-Term Physical Activity and Risk of Age-Related Cataract: A Population-Based Prospective Study of Male and Female Cohorts." *Ophthalmology* 122 (2): 274–80.

나이 들어도 관절은 늙지 않는 운동법

초판 1쇄 발행 2018년 11월 12일

지은이 • 케이티 보먼, 존 버지니아 앨런, 셸라 윌거스, 조이스 페이버, 로라 우즈
옮긴이 • 신현정
감수 • 은상수

펴낸이 • 박선경
기획/편집 • 김시형, 권혜원, 김지희, 박윤아, 한상일, 남궁은
마케팅 • 박언경
표지 디자인 • 엄혜리
본문 디자인 • 디자인원
제작 • 디자인원(031-941-0991)

펴낸곳 • 도서출판 갈매나무
출판등록 • 2006년 7월 27일 제395-2006-000092호
주소 • 경기도 고양시 일산동구 호수로 358-25 (백석동, 동문타워II) 912호
전화 • 031)967-5596
팩스 • 031)967-5597
블로그 • blog.naver.com/kevinmanse
이메일 • kevinmanse@naver.com
페이스북 • www.facebook.com/galmaenamu

ISBN 978-89-93635-05-8/ 03510
값 15,000원

• 잘못된 책은 구입하신 서점에서 바꾸어드립니다.
• 본서의 반품 기한은 2023년 11월 30일까지입니다.

이 도서의 국립중앙도서관 출판예정도서목록(CIP)은 서지정보유통지원시스템 홈페이지(http://seoji.nl.go.kr)와 국가자료공동목록시스템(http://www.nl.go.kr/kolisnet)에서 이용하실 수 있습니다.(CIP제어번호: CIP2018033022)